解密粒線體

李政家博士的健腦科技養生法

李政家 著

Chapter 1

現代養生的關鍵：活化粒線體

Chapter 2

讓陽光療癒心身吧！

Chapter *3*

享受每個呼吸的當下

Chapter 6

親吻大地吧！

Chapter 7

水深火熱的試煉

Chapter 8

吃對了，身心都健康

Chapter 9

冥想提升大腦效率

揭開大自然養生的神秘面紗

大家都知道，陽光、空氣、水是生命三要素，也知道粒線體是身體產能的工廠、氫氣抗氧化、褪黑激素、生物時鐘、接地氣、冷熱水療對身體的重要性，也有些敏感體質者可以感受到電磁波、人造光源，對身體的危害。

但要能從科學角度來闡明許多看似理所當然的養生常識，卻是不容易的，而且必須站在時代的尖端，蒐集前衛研究報告，加以整合歸納。

李博士這本書實在令人歎為觀止，許多見解顛覆一般人認知，而且從科學面精簡地解說，有興趣者可以從參考文獻中，進一步鑽研。

例如，我鼓勵大家重新認識陽光。古人說「野人獻曝」，冬天曬太陽的確很舒服，其實夏天曬太陽也很有好處。但近年來，衛教一再放大紫外線的壞處，讓一般人視之如大敵。從此書中，我們終於可以客觀看待紫外線，而不是一味抹黑它。大自然真的很奧妙，在陽光中，紫外線的壞處會被紅光和近遠紅外線所抵消，所以，因害怕曬太陽，而出門撐傘或擦防曬乳，實乃不智之舉，搞得粒線體產能不足、免疫力下降、骨質疏鬆。尤其黃種人的黑色素比較多，不像白種人那麼容易曬傷或得皮膚癌，實在不該懼怕陽光。我們可以挑選清晨或傍晚，在紅光較多的時間曬太陽，就能盡享陽光的好處。

補充口服維生素 D 和透過曬太陽讓身體自行產生維生素 D，雖然同樣都能使血中維生素 D 濃度提升，但身體的感受是不一樣的，不相信的話，讀者可自行做實驗。

　　另外，口服褪黑激素的效果也是不如誘導身體自行產生，因為大部分體內褪黑激素是由粒線體產生，而紅光和近遠紅外線可促進粒腺體分泌褪黑激素，發揮強大抗氧化的功用。近幾年我常常推廣「小太陽」電暖器來烤湧泉或烤寒冷點，產生了既深且廣的治療效果，光是從粒線體的角度就可一窺究竟。

　　總之，科技的發達，使人類生活遠離了大自然，身體默默承受許多人為干擾，運作偏離正軌，因而產生許多毛病。但如今，我們漸漸發現，人類還是要回到大自然的規律中，才能重拾健康。

　　本書實乃不可多得之作，集結許多現代科技知識，帶讀者深入淺出，用科學原理來揭開大自然養生的神秘面紗，值得大力推廣。

FB　　YT

陳俊旭

自然醫學博士

教你讓粒線體發電廠健康又強大

多年來，李博士不僅在功能神經學領域給予眾多牙醫師與復健科醫師在結構醫學的診療上有諸多的啟發，透過腦部平衡系統的調控可以更快速緩解病人的疼痛症狀。

在民眾的養生保健領域，也提出頗有創見的知識與作法，透過宏觀的方式說明身體健康與環境的相互影響，讓大家了解陽光、空氣與食物對睡眠、免疫與健康的影響，這次更透過微觀的粒線體發電廠，更進一步的闡述人們要獲得健康的關鍵。

本書透過營養、光照、運動與接地四大要素來深入解說人體發電廠「粒線體」產生能量的關鍵與影響，並藉由大量科學數據與圖示說明，來提醒理想的抗氧化食物、足夠的陽光空氣水、較佳磁場音樂，甚至順勢藥劑的頻率共振，以及透過接地排放靜電與促進氧氣、粒線體、褪黑激素、與血液循環功能與必要性，這不僅僅是對於身體發電系統的詳細說明，更是對身體神經系統、荷爾蒙，以及體態結構的進階科學闡述。

不僅如此，李政家博士也針對工商業社會人們長久受到加工食物、藍光螢幕、地磁線等環境異常磁場，以及缺乏與大自然接觸的窘狀提出因應之道，是一本民眾保健與醫療人員搭配診療的好書。

　　個人多年來透過不拔牙矯正，幫助無數病人改善上呼吸道健康，也在博士研究專注於睡眠呼吸中止症的影響與改善之道，深刻了解到氧氣供需對於人體健康的深切影響。近年來，我更是將心力放在幫助頭頸部難治性疼痛的顳顎關節症狀病人身上，除了傳統牙科與復健科的治療手法互相搭配來改善疼痛症狀，加上李政家博士長年鼓勵的光照、接地與功能神經學等保健方法，更可以加快病人復原的速度。

　　這本書不僅僅是李政家博士多年來的心血結晶，也是臨床協助病人在正統醫療之外，可以獲得病情紓緩的絕佳養生之道，非常推薦給大家。

趙哲暘

國立陽明交通大學腦科學研究所博士
氧樂多牙醫診所院長

FB

YT

粒線體是健康的核心：真正的醫藥分業

要找回健康，核心的新方法是讓粒線體更健康。然而，粒線體的健康，並不是藥物可以完成的，因為所有的藥物幾乎都會傷害粒線體的健康，所以越吃藥越生病。現代的醫學，讓醫生的薪資過度依賴藥物，醫師幾乎成為藥物的販售者及代言人，因為醫學院的訓練過程中以開藥或是開刀為主。當粒線體在藥物的影響之下會功能失調，特別是多重藥物的交互作用之下，粒線體的功能越來越糟糕，最後造成患者失去行動能力，甚至失去認知能力。

台灣健保將近 30 年，老人平均壽命 80 歲，平均一天吃 8 顆藥物，死亡之前 8 年不會走路。健保制度鼓勵開越多的藥、開越多的刀，成為所有醫療人員、財團法人的生財工具。在這個全民健保的制度之下，藥物吃到飽、開刀開到飽、洗腎不用怕，失智了還可以靠長照。然而，台灣人的健康，絕對不能夠交給任何藥廠或是醫學研究單位。

幸虧台灣有李政家博士的這一本著作，充分的說明了粒線體的奇妙及重要。粒線體的鍛鍊，就是回到人體天然的設定，像是人體腸道的菌相回復、身體充分地接受陽光、雙足能夠接觸天然的地面、

適度地承受冷刺激，而且充分的鍛鍊呼吸及靜心祈禱冥想。這些和藥物無關的醫學知識，就是醫藥分業的最重要內容。

　　每一位真正新時代的醫生，都要充分了解粒線體的健康，這不是抗生素、降血壓、降胃酸、降膽固醇、抗憂鬱藥物可以治療的疾病。新的時代，面臨新的疾病，特別是新冠疫苗注射之後，身體的益生菌改變，粒線體受到極大的傷害，因為疫苗當中的棘蛋白基因，讓身體長期製造許多棘蛋白，造成神經毒、肌肉毒、心臟毒、肝臟毒、腎臟毒。這些都是跨科的疾病，不是現在的分科醫學可以治療的，所以所有的醫生及病人都要重新學習。這樣的養生鍛鍊方法，也是一種生物駭客，李政家博士，除了是一位學識豐富的專業人員之外，也是一位親身實踐粒線體醫學的生物駭客。

　　很榮幸能夠寫序推薦這本書，希望每一位讀者，都能夠親身體會，親自見證粒線體的奇妙功能，充分發揮自己生命的潛能，並且能夠分享給身邊的人，一起走向健康快樂之路。

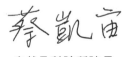

自然骨科診所院長

FB　　　YT

教你獲得身心靈的健康大藥

近幾年來，大家才逐漸意識到粒線體是主宰細胞健康運作的核心，而要強化粒線體的方式並非依靠藥物或是營養品，反而是要積極的回歸大自然。

在歐美，透過了解粒線體的科學的原理，並且身體力行的這類養生族群，被稱為「生物駭客」（Biohacker），意指如何在日常生活中破解科技生活對我們身體健康的影響，透過大自然的各種力量，例如陽光、地球引力、磁場、接地等等方式來達到終極健康的目的。

書中所提到的曬太陽、接地、洗冷水、呼吸、冥想等等方式，看似傳統又簡單，但是背後卻隱藏著各種自然力量與身體細胞互動的物理現象。例如，光線、磁場、電子與身體粒線體的關係，甚至意識層次的關聯性，在歐美把這方面的科學研究稱為「量子生物學」（Quantum Biology）。

巧合的是，這些方式正好與傳統東方醫學強調天人合一的概念不謀而合。例如，中醫強調接地氣有益健康，剛好吻合從粒線體科學的角度，因為透過接地將地球電子導入身體，不僅能中和自由基，還能強化粒線體產生能量的效率，達到健康的目的。

雖然人們已經了解到粒線體對健康的重要性，但是粒線體的科學到目前為止都還沒有廣泛傳播，並且或多或少的受到主流醫學的漠視。主要原因在於最有效強化粒線體的方法大部分都是強調拋棄對科技文明的依賴，並且盡可能的回歸自然，與現代醫學強調吃藥打針的方式往往背道而馳，也不具有任何商業價值。再加上，過往對於粒線體的科學不夠了解，這些重回自然的養生方式往往被賦予神秘的宗教色彩而受到誤解。

　　針對上述的問題，筆者透過本書的內容，利用科學的角度來闡述各種養生方式背後的原理，並且提供目前在歐美執行的養生方法，而這些方法大多數並不須需要花錢，所需要的只是改變生活的態度，對自己身體和心靈健康負責，尊重大自然，認真誠實的去執行，相信這些努力和改變，都會讓您的身體獲得根本性的轉變。

　　期待藉由本書讓讀者能更珍惜大自然的力量，提升心靈能量，更從容不迫的迎接世界巨大轉變新紀元的到來。

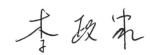

Chapter.

1

現代養生的關鍵：
活化粒線體

遠離疾病最重要的源頭，
正是促進全身粒線體的健康。
不過，想要活化粒線體，
就必須打破傳統依賴藥物的思維，
盡可能減少使用科技產品，
重回大自然的擁抱，並透過陽光、接地、呼吸、
冥想、頻率共振等等方式做起。

1-1 健康能量的源頭

在近幾年，粒線體科學逐漸受到大眾關注，主要是大家意識到現代人大部分的慢性疾病甚至癌症細胞，都與粒線體的代謝有關係，甚至被認為是大部分疾病的源頭。

▎粒線體是細胞發電廠

粒線體又稱為細胞的發電廠，不同種細胞所含的粒線體數量都不一樣，取決於細胞本身對能量的需求。

例如心臟肌肉細胞需要維持心臟的跳動，約有 5,000 個粒線體；肝臟細胞負責解毒代謝功能，粒線體數量約有 1,000 ～ 2,000 個；至於紅血球細胞透過血紅素負責運送氧氣，並不需要很多能量，在正常情況之下並不具有粒線體。

至今科學界認為，粒線體是從細菌演化而來，由於真核細菌是由單一細胞所構成的，可以自行產生 ATP（三磷酸腺苷，adenosine triphosphat，簡稱 ATP），提供本身維持生活運作所需；而人類細胞也需要大量的能量來維持生命以及正常的功能運作，於是真核細菌進入人體細胞後轉化為粒線體，透過有氧呼吸將人體吸收的養分在細胞內部轉化成能量，充分滿足細胞的能量需求，與人體細胞形成完美結合互利共生的關係。

細胞提供粒線體所需要的養分，粒線體將這些養分轉化成能量 ATP，提供細胞正常運作所需能量，形成互利共生的關係。有趣的

是，細胞的粒線體 DNA 主要來自母親，而身體其他胞器 DNA（胞器又稱細胞的器官）則來自父母雙方。

▎活化粒線體的養生科學已蔚為風潮

當粒線體功能下降時，細胞無法獲得足夠能量，想要維持正常運作就很困難，於是細胞就會開始老化變異，漸漸的造成器官老化、喪失功能，而演變成疾病。因此，顯而易見的要維持細胞健康、延緩老化，就必須要有健康的粒線體。

然而，要促進粒線體的健康，最重要的關鍵是必須打破傳統依賴藥物的思維，並且盡可能減少使用科技產品，重回大自然的擁抱，透過陽光、接地、呼吸、冥想、頻率共振等等方式來活化粒線體。這種非藥物自然活化粒線體的科學，被稱為量子生物學（Quantum Biology）。

在歐美國家，將活化粒線體融入日常生活中，一般用「生物駭客」（Biohacker）來稱呼這種強調粒線體活化新健康意識的執行者。近幾年來，生物駭客的人口急速增加，已逐漸形成新形態的健康意識風潮。

▎細胞發電廠的運作機制：電子傳遞鏈

電子傳遞鏈是粒線體產生能量的主要方式，也是全身細胞所需要能量最重要的來源，它是精巧的細胞發電廠，維繫著人體健康的重要樞紐。因此，如何提升電子傳遞鏈的電子傳遞效率，就成為細胞健康的關鍵（請參閱我的第一本著作《疾病，從大腦失衡開始》第 120 ～ 143 頁）。

接下來，就來一窺電子進入粒線體後，如何藉由在粒線體蛋白質上能階的轉移，最後產生 ATP 的過程。

ATP 產生的過程是一個電子傳遞鏈，是利用電子在粒線體的內膜上的五個蛋白質一連串的傳導，因而產生能量的轉換。而克氏循環（Krebs cycle，是身體將葡萄糖進行有氧呼吸的重要通道）產生 NADH 與 $FADH_2$ 兩種輔酶，就是攜帶電子進入粒線體的兩台列車。

你可以想像這五個蛋白質就是接收轉移電子的車站，從食物進入體內後，經過一連串的轉換，最後由 NADH 以及 $FADH_2$ 兩種列車，運送電子到粒線體內膜的蛋白質 I 車站和蛋白質 II 車站後。

電子從第 I 個蛋白質車站一路跳躍到第 IV 個蛋白質車站，過程中也裂解出氫離子，並被趕到內外細胞膜中間的夾層空間。

當在夾層間堆積的氫離子越多，形成還原電位差越大，最後在終點站（蛋白質第 V 站），氫離子藉由通道灌注回到粒線體細胞膜內部（請見下頁「粒線體產生能量的主要方式：電子傳遞鏈運作模式」示意圖）。

電子傳遞鏈不僅是產生能量，在能量交換過程也會產生水分子，以及活性氧化物（Reactive Oxygen Species，簡稱 ROS），也就是自由基。人體有 70% 是水分，電子傳遞鏈所產生的這些水分子是最純淨的，供應著細胞所需水分的重要來源；而自由基雖然會引起細胞氧化，但同時也讓細胞感受到生存危機，啟動自噬反應增強免疫力的保護機制。這就是為什麼粒線體是維繫人類健康關鍵的主要理由（可參見 1-7、4-1 的詳細說明）。

粒線體產生能量的主要方式：電子傳遞鏈運作模式

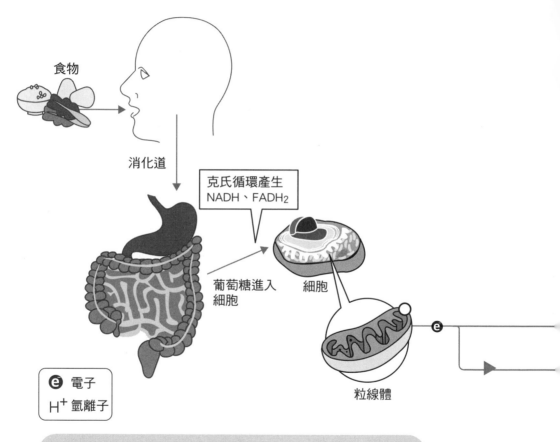

食物

消化道

克氏循環產生
NADH、FADH$_2$

葡萄糖進入
細胞

細胞

粒線體

ⓔ 電子
H$^+$ 氫離子

輔酶Q10（Coenzyme Q10）在電子傳遞中扮演抗氧化劑的角色，藉由中和自由基，維持粒線體細胞膜的正常運作，並且確保電子能夠順利的移轉。

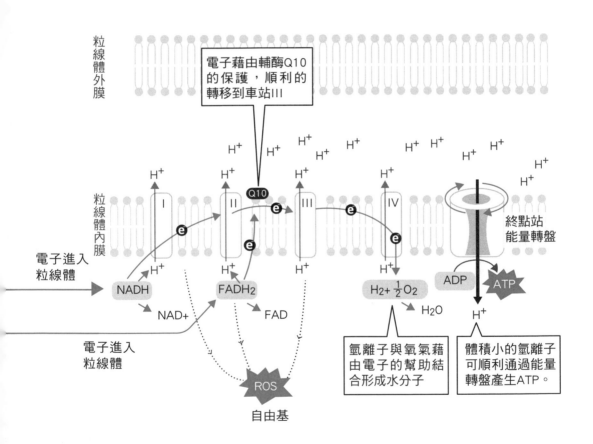

電子藉由輔酶Q10的保護，順利的轉移到車站III

粒線體外膜

粒線體內膜

H⁺

電子進入粒線體

NADH NAD+

電子進入粒線體

FADH₂ FAD

Q10

I II III IV

$H_2 + \frac{1}{2}O_2$ → H_2O

ADP ATP

H⁺

終點站能量轉盤

ROS 自由基

氫離子與氧氣藉由電子的幫助結合形成水分子

體積小的氫離子可順利通過能量轉盤產生ATP。

生活中，活化粒線體的四種方式

1 接地

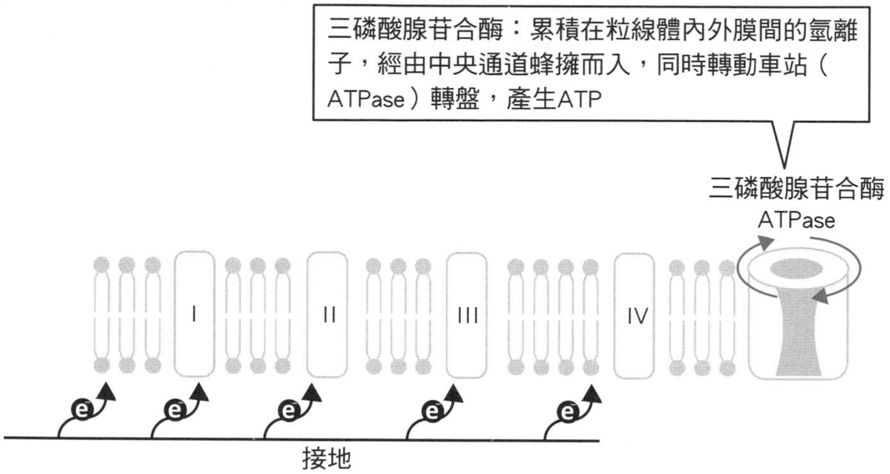

三磷酸腺苷合酶：累積在粒線體內外膜間的氫離子，經由中央通道蜂擁而入，同時轉動車站（ATPase）轉盤，產生ATP

三磷酸腺苷合酶
ATPase

I II III IV

接地

透過赤腳踩草地、沙灘或泥土等，將地球的電子導入身體。

2 光線

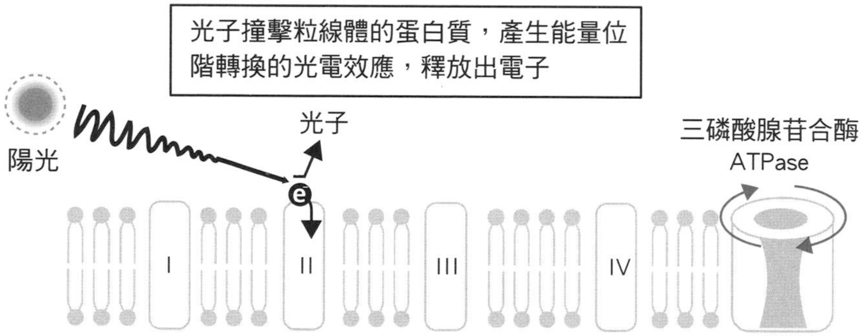

光子撞擊粒線體的蛋白質，產生能量位階轉換的光電效應，釋放出電子

陽光 光子

三磷酸腺苷合酶
ATPase

I II III IV

透過曬太陽將光子轉成電子進入身體。

❸ 洗冷水、浸冰水

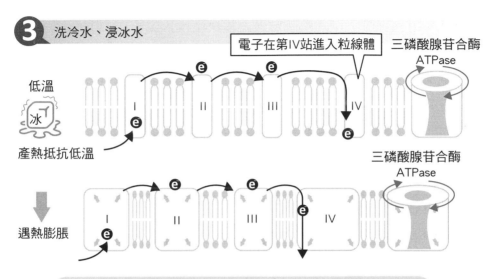

低溫

產熱抵抗低溫

電子在第IV站進入粒線體

三磷酸腺苷合酶
ATPase

遇熱膨脹

三磷酸腺苷合酶
ATPase

洗冷水等低溫行為會促使粒線體藉由解偶效應產熱升溫，粒線體過度上升，造成電子傳遞鏈的蛋白質膨脹，縮短了彼此間的距離，電子跳躍變得更容易，促進產生ATP的效率。

❹ 頻率

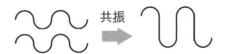

共振

利用順勢醫療中頻率共振的原理，來強化粒線體。

在日常生活中，有下列四種簡單的方法，能提高電子傳遞鏈效率，活化粒線體、促進健康：

1. **接地**：親近大自然，光腳踩在草地、沙灘、泥土上，或是透過接地墊導入電子，增加電子數量，解決現代人足不出戶的問題。

2. **光線**：多曬晨光和夕陽，最能夠活化粒線體。以量子生物學的觀點來看，因為光線中的紅光及遠紅外線可以直接在粒線體的蛋白質產生光電效應，將光子轉換成電子，增加了電子數量。

3. **洗冷水、浸冰水**：透過低溫讓粒線體產熱抵抗外界低溫，粒線體產熱過程中，因溫度上升造成蛋白質的膨脹，使電子在蛋白質間跳躍距離拉近，電子流動速度變快，也就是導電度上升（可參見 7-2 的詳細說明）。

4. **頻率**：利用順勢醫療中頻率共振的原理，將信息頻率帶入粒線體，直接強化粒線體（可參見 5-4 的詳細說明）。

秒掃 QR-Code ！
YouTube 影片：「粒線體退化」與「癌症」息息相關！教你如何活化粒線體，遠離癌症的新思維！

參考文獻　(1)Wallace DC. A mitochondrial bioenergetic etiology of disease. J Clin Invest. 2013 Apr;123(4):1405-12. doi: 10.1172/JCI61398. Epub 2013 Apr 1. PMID: 23543062; PMCID: PMC3614529.

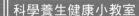
你所在的地理位置，也會決定你的粒線體產能效率

粒線體除了製造 ATP，也會產生熱能來抵抗外界低溫的環境，維持體溫的恆定。在高海拔的地區因紫外線較充足，粒線體產生 ATP 效率高；在接近太陽直射的赤道附近，不僅陽光充足，長年環境高溫，粒線體除了可以獲得充足的紫外線與遠紅外線之外，也可以專注產生 ATP，不用另外去產生熱能抵抗低溫環境。

相反的，高緯度地區由於太陽光受到大氣層的折射，不僅日照不足而且長年低溫，相對的粒線體不僅需要產生 ATP，還得產生熱能來維持體溫。

很多傑出的馬拉松選手或是運動員都是來自高海拔地區或是接近赤道地區的非洲、中南美洲國家，因為他們粒線體產能的效率佳。

1-2 提高粒線體量能，打造強韌生命力

　　身體所有細胞在執行功能時都需要能量，動植物細胞的能量主要是以 ATP 的形式存在，產生 ATP 的多寡，代表了身體能量與活力。

▌充足的電子幫助粒線體產生滿滿能量

　　身體絕大部分的 ATP 是從粒線體的電子傳遞鏈產生，利用電子在粒線體電子傳遞鏈上的蛋白質間跳躍，過程中能階的轉換，將粒線體內的氫離子轉移到粒線體內膜與外膜中間的夾層轉化成氫離子的化學勢能（還原電位，氫離子藉由化學勢能再由第 V 個蛋白質 ATPase）通道回到粒線體內部，並藉此轉動蛋白質產生 ATP（參見 1-1 章節「粒線體產生能量的主要方式：電子傳遞鏈運作模式」示意圖）。

　　因此，如何增加電子傳遞鏈電子的流量以及傳遞速度，就成為產生 ATP 效率的重要關鍵。在日常生活中，讓粒線體獲得電子、增加能量，可以從食物中獲得、曬太陽、運動和按摩、接地等主要方式，以下將針對能量如何形成來探討，就能比較清楚知道要怎麼樣在日常生活中將身體能量產出最大化，呈現出強韌的生命力。

1. 從食物中獲得：產生 ATP 的食物主要為碳水化合物、蛋白質以及油脂三大類。在氧氣供應充足的條件下，食物分解成葡萄糖或是酮體進行有氧呼吸，有氧呼吸藉由粒線體的電子傳遞鏈形成高效率的能量產出模式。

   其中，碳水化合物與蛋白質先經過糖解作用轉換成葡萄糖，結合胰島素帶入細胞後，會先形成丙酮酸（pyruvic acid），再轉換成乙醯輔酶 A（Acetyl-Co A）；而油脂則是形成酮體（ketone），再殊途同歸轉換成乙醯輔酶 A。

   在細胞內的乙醯輔酶 A 進入粒線體內會進行克氏循環，產生以 NADH 以及 $FADH_2$ 的形式來攜帶電子。NADH 以及 $FADH_2$ 進入電子傳遞鏈後，提供所需要的電子，在蛋白質進行能階的轉換，最終產生 ATP。

2. 曬太陽：陽光中的遠紅外線或是紫外線照射粒線體蛋白質，透過光電效應將光子轉換成電子。

3. 運動、按摩：透過人體組織膠原蛋白擠壓、撞擊，將包覆膠原蛋白的結構水因推擠變形，產生壓電效應釋放出電子。

4. 接地：透過接地直接導入電子進入身體。

秒掃 QR-Code！
YouTube 影片：「粒線體退化」與「癌症」息息相關！教你如何活化粒線體，遠離癌症的新思維！

幫助粒線體獲得能量四種方式

1 從食物中獲得

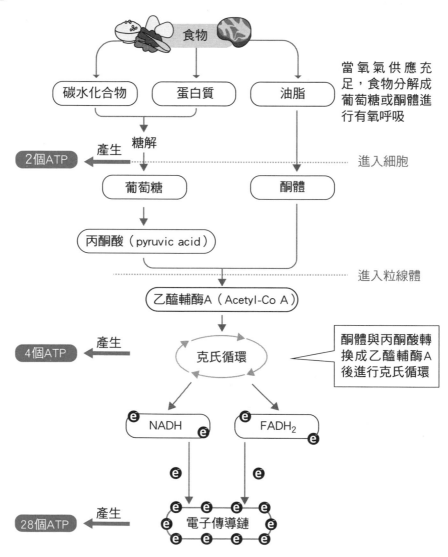

當氧氣供應充足，食物分解成葡萄糖或酮體進行有氧呼吸

進入細胞

進入粒線體

酮體與丙酮酸轉換成乙醯輔酶A後進行克氏循環

❷ 曬太陽(光電效應)

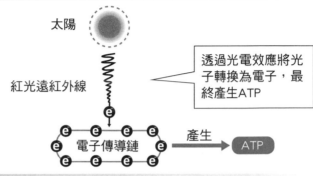

太陽

紅光遠紅外線

電子傳導鏈 → 產生 → ATP

透過光電效應將光子轉換為電子，最終產生ATP

❸ 運動、按摩(壓電效應)

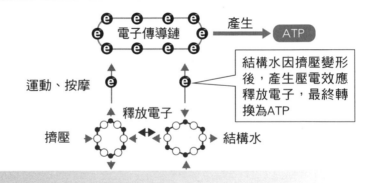

電子傳導鏈 → 產生 → ATP

運動、按摩

釋放電子

擠壓 ← → 結構水

結構水因擠壓變形後，產生壓電效應釋放電子，最終轉換為ATP

❹ 接地

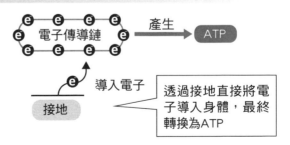

電子傳導鏈 → 產生 → ATP

導入電子

接地

透過接地直接將電子導入身體，最終轉換為ATP

人體內的壓電效應無所不在

壓電效應是一種當水晶體在受到擠壓時，會釋放出電子的物理現象。日常生活中，常見的打火機以及瓦斯爐的點火裝置，都是壓電效應的運用。水晶狀的石英受到擠壓變形後釋放電子，放電形成火花後與瓦斯接觸就會形成火焰。

人體的骨骼內部結構也是屬於水晶狀的幾何立體結構，當走路或是跑步受到重力擠壓釋放出電子，形成微電流可以加速骨骼的生長。

不僅是骨頭，遍布全身的帶負電荷結構水，因為呈現液態水晶體幾何結構的特性；當按摩身體或是運動時，附著在筋膜系統膠原蛋白的板塊狀結構水，就會因推擠產生壓電效應釋放出電子。這些電子進入到粒線體後，就可以提供電子傳遞鏈電子需求。

1-3 自由基讓身體變得不快樂

自由基是不成對電子的活性氧分子（Reactive Oxygen species，簡稱 ROS），屬於細胞代謝的副產品，由於非成對電子的特性，造成具有極為不穩定的特性，很容易與正常細胞結合產生氧化反應，細胞因而受到破壞而老化，當自由基與 DNA 結合則會造成變異，產生發炎反應。

▎壓力、電磁波、環境污染，都會形成自由基

體內的自由基是身體的游離電子與體內各種不同分子結合所組成，而游離電子來自於兩大因素：

1. **粒線體產生能量過程所產生**：這種現象是必然過程，但是身體在健康情況之下，是能夠自我清除的。

2. **身體受到壓力狀態下產生**：例如，暴露在紫外線之下、電磁波、抽菸、X 光輻射、藥物、不當飲食、生活作息、環境污染等等，因壓力來源不同而具有多種不同形式。

常見的自由基型態有五種，有超氧化物（O_2^-）、過氧化氫（H_2O_2）、氫氧自由基（OH·）、單線態氧（$1O_2$）、過氧化脂質（Lipid Peroxidation）。

▌癌細胞最愛自由基

超氧化物（O_2^-）是由於游離的電子與氧分子結合而成，可以迅速結合一氧化氮（NO）產生過氧化亞硝酸鹽（ONOO⁻），而過氧化亞硝酸鹽時常被添加在很多的醃製肉品中，過氧化亞硝酸鹽（ONOO⁻）會讓身體的脂質氧化、蛋白質硝基化而損傷細胞膜和膜蛋白，是屬於飲食中常見的致癌物。

過氧化氫（H_2O_2）與氫氧自由基（OH·）可以直接氧化蛋白質、核酸，進而破壞細胞的正常結構和功能。

單線態氧（$1O_2$）屬於活性氧（reactive oxygen），是普通氧受到光線刺激所形成的激發態（excited stage），電子的能階受到激發而提升。單線態氧雖然是成對的電子，但與自由基不成對電子不同，且由於電子能階受到激發，導致不穩定的狀態，具有極強的氧化能力，可以與蛋白質結合，造成蛋白質氧化。

此外，當脂質受到自由基攻擊後，就會產生脂質過氧化（Lipid Peroxidation），最常發生在由脂質構成的細胞膜。當細胞膜受到破壞後，會直接影響細胞的正常運作。

粒線體通過消耗氧氣來產生 ATP 供應身體能量的同時，另一方面也會產生活性氧類 ROS 而損傷自身及細胞等。不過，生物進化已經使人體發展了有效的抗氧化體系，在正常運行下能及時清除活性氧類 ROS，防止累積過多自由基，造成細胞氧化，導致細胞發炎並釋放出更多的自由基。

但是，身體如果原本已經有癌細胞，就會接收自由基釋出發炎因

子到周遭的正常細胞，形成腫瘤微環境；類似煙霧彈，使免疫細胞無法真正辨識癌細胞，甚至讓免疫細胞調轉槍口保護癌細胞。

不只如此，癌細胞本身具有高度代謝的特質，使細胞內粒線體高速運轉以符合能量需求，同時也產生了大量的自由基。這些自由基無法影響癌細胞本身，但是卻加速氧化其他正常細胞，導致病情急遽惡化。

若深入粒線體來進行觀察，由於自由基攻擊使粒線體 DNA 斷裂，並跟進了細胞間質，這種 DNA 碎片就會使細胞產生類似病毒入侵的免疫發炎反應，導致慢性發炎。

儘管自由基傷害身體，但身體還是需要藉著一定數量的自由基來啟動細胞求生本能反應，包含細胞凋亡（apoptosis）以及自噬反應（autophage），藉由這兩種反應清理老舊細胞、細菌、病毒、沈積代謝物、回收胺基酸再利用，以便提供後續製造新細胞的原料，達到新陳代謝的目的。(1)(2)

參考文獻

(1)Underwood BR, Imarisio S, Fleming A, Rose C, Krishna G, Heard P, Quick M, Korolchuk VI, Renna M, Sarkar S, García-Arencibia M, O'Kane CJ, Murphy MP, Rubinsztein DC. Antioxidants can inhibit basal autophagy and enhance neurodegeneration in models of polyglutamine disease. Hum Mol Genet. 2010 Sep 1;19(17):3413-29. doi: 10.1093/hmg/ddq253. Epub 2010 Jun 21. PMID: 20566712; PMCID: PMC2916709.

(2)Kulbacka, J., Saczko, J., Chwilkowska, A., Choroma ska, A., & Sko ucka, N. (2012). Apoptosis, Free Radicals and Antioxidant Defense in Antitumor Therapy. In (Ed.), Antioxidant Enzyme. IntechOpen. https://doi.org/10.5772/50357

1-4 抗氧化劑攝取過多，身體會受不了？

自由基具有不成對的特性，極度需要找到電子讓其成對，如果沒有抗氧化劑及時提供電子讓自由基成對，自由基就很容易從身體各個組織器官尋求電子，造成組織器官氧化，也就是老化。

眾所周知，提供抗氧化劑是防止老化的重要方法。但是，如果攝取過多的抗氧化劑，又會造成自由基大量減少，抑制自噬反應（autophage）以及抑制細胞凋亡（apoptosis），導致癌細胞或腫瘤細胞因無法死亡以及被清除，而繼續擴散。研究也顯示，使用過多抗氧化劑會加重某些癌症患者的病情。

另外，對於剛受傷或是虛弱的細胞，過度的補充抗氧化劑，反而容易導致細胞因自由基大量減少而重新開啟運作，以致原本因虛弱須要休息的細胞負擔過重，造成細胞加速退化、死亡。

▋天然又安全的抗氧化劑：水果、蔬菜、堅果

經過醫學實證，大家已經知道一味的攝取高劑量抗氧化物營養品，不見得是好事。但是，天然又安全的抗氧化劑有哪些呢？

利用氫氣或是從接地所獲得的電子來做為抗氧化劑，目前的研究顯示並不會有過多的問題，這是唯二的特例。

1. **氫氣：** 身體對氫氣有自我調節機制，被稱為選擇性抗氧化劑（selective antioxidant）。

2. **接地**：接地是一個消除自由基重要的方法，透過接地導入地球的電子進入身體，與自由基結合，使其穩定。長期接地可以使人體與地表沒有電位差，代表身體與地球達到電位平衡的狀態，即使持續接地也不會讓電子流入身體，因此從來不會有接地過多的問題，比起透過補充抗氧化劑相對安全而自然。

3. **蔬果類食物**：通常，由蔬果類食物攝取的抗氧化劑會比抗氧化劑營養品劑量低且比較安全，但是都只能針對性中和特定種類的自由基，因此建議避免飲食過於單一性，盡量從均衡多樣化的蔬果飲食中，獲取各種不同種類的抗氧化物。(1)(2)(3)

蔬果抗氧化劑建議表 (4)

★第 1 類：水果（μmol TE ／ 100 公克）
1. 黑莓（black raspberries）：19,220
2. 日本柿餅乾（Japanese persimmon fruit）：12,307
3. 金黃色葡萄乾（golden raisins, seedless）：10,450
4. 蔓越莓（cranberries）：9,090
5. 黑棗（prunes (dried plums)）：8,059
6. 黑嘉麗（black currants）：7,957
7. 桑椹（mulberries）：6,130
8. 蜜黑棗（raw prunes）：6,100
9. 沙棘果（sea buckthorn）：4,580
10. 藍莓（blueberries）：4,669
11. 紅石榴（pomegranates）：4,479
12. 草莓（strawberries）：4,302

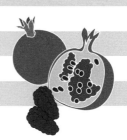

★第 2 類：蔬菜（μmol TE／100 公克）

1. 朝鮮薊 (artichokes, boiled)：9,416

2. 青花菜（broccoli, boiled）：2,160

3. 蘆筍（asparagus, cooked, boiled）：1,644

4. 綠葉生菜 （green leaf lettuce, raw）：1,532

5. 洋蔥（yellow onions, sauteed）：1,220

6. 蘿蔓生菜（romaine lettuce, raw）： 1,017

7. 高麗菜（cabbage, boiled）： 856

8. 花椰菜（cauliflower, boiled）：739

9. 黃椒（yellow peppers, grilled）： 694

10. 綠椒（green peppers, sauteed）： 615

★第 3 類：堅果（μmol TE／100 公克）

1. 核桃（pecan nuts）17,940

2. 黑色奇亞籽（black chia seeds）：9,800

3. 榛子 （hazelnuts or filberts）：9,645

4. 開心果（pistachio nuts）：7,675

5. 杏仁（almonds）： 4,454

6. 花生醬（peanut butter）：3,432；花生（peanuts, raw）：3,166

7. 腰果（cashew nuts）： 1,948

8. 磨碎亞麻籽（flax seeds, groumd）：1,130

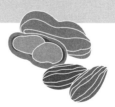

★第 4 類：其他食物（μmol TE ／ 100 公克）

1. 枸杞（goji berry, dried）：4,310

2. 紅酒（wine , table）：3,607

3. 即時燕麥片（plain instant oatmeal）：2,308

4. 黑豆（black beans, boiled）：2,249

5. 蕃薯（sweet potato, baked）：2,115

6. 馬鈴薯（white potatoes with skin, baked）：1,138

7. 全穀麵包（whole grain bread ）：1,421

8. 椰子油（coconut oil）：1,070

9. 培根（fried bacon）：850

10. 奶油 （butter）：730

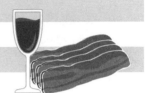

參考文獻

(1)Hong Y, Chen S, Zhang JM. Hydrogen as a selective antioxidant: a review of clinical and experimental studies. J Int Med Res. 2010;38(6):1893-903. doi: 10.1177/147323001003800602. PMID: 21226992.

(2)Salehi B, Martorell M, Arbiser JL, Sureda A, Martins N, Maurya PK, Sharifi-Rad M, Kumar P, Sharifi-Rad J. Antioxidants: Positive or Negative Actors? Biomolecules. 2018 Oct 25;8(4):124. doi: 10.3390/biom8040124. PMID: 30366441; PMCID: PMC6316255.

(3)Oschman JL. Can electrons act as antioxidants? A review and commentary. J Altern Complement Med. 2007 Nov;13(9):955-67. doi: 10.1089/acm.2007.7048. PMID: 18047442.

(4)Carlsen MH, Halvorsen BL, Holte K, Bøhn SK, Dragland S, Sampson L, Willey C, Senoo H, Umezono Y, Sanada C, Barikmo I, Berhe N, Willett WC, Phillips KM, Jacobs DR Jr, Blomhoff R. The total antioxidant content of more than 3100 foods, beverages, spices, herbs andsupplements used worldwide. Nutr J. 2010 Jan 22;9:3. doi: 10.1186/1475-2891-9-3. PMID: 20096093; PMCID: PMC2841576.

ORAC 研究只能顯示飲食必須多樣化

2007 年，美國農業部發表各類食物抗氧化能力的排名表（ORAC），但因為測試方式是在實驗室進行，並非真正的人體實驗，沒有將食物進入人體內半衰期因素考慮進去，因此 ORAC 被認為是不具有任何生物學意義的科學證據；在之後的研究也證實，抗氧化劑與癌症預防沒有絕對的關係，所以在 2012 年撤回了針對美國食品的 ORAC 價值的網絡出版物。

但即便如此，ORAC 還是具有一定程度的參考價值，可以作為飲食多樣化的依據，而不是用來宣稱食品療效之用。

1-5 見識氫氣抗氧化的威力

氫氣的好處已經漸漸為人所熟知，主要是因為氫離子能與自由基結合，使其穩定，具有極強的抗氧化性。相反的，當身體產生太多的自由基時，氫離子執行中和自由基的抗氧化功能會被大量消耗掉，導致粒線體還原電位差下降，產生 ATP 的效率變差。

氫氣有助於原電位差，提高 ATP 效率

在粒線體的電子傳遞鏈產生能量過程中，電子交換過程中會在第 I、III、IV 個蛋白質車站將氫離子打出粒線體內膜，於是氫離子就可以自由進入內膜與外膜的空間，並且利用空間內累積的氫離子，最後在第 V 個蛋白質車站形成還原電位差，讓這些氫離子回到粒線體內部，藉此還原電位差的動能產生了 ATP（參見 1-1 章節「粒線體產生能量的主要方式：電子傳遞鏈運作模式」示意圖）。

也就是說，當在粒線體內外膜空間內累積的氫離子越多，代表還原電位差越大，產生 ATP 的效率變高。

另外，在第 IV 個蛋白質，利用電子傳遞鏈的過程促成氫離子與氧氣結合，形成了水分子。而這種透過粒線體所產生的水，是一種負電，具有極佳的傳導性，被稱為結構水。

氫離子有助於原電位差

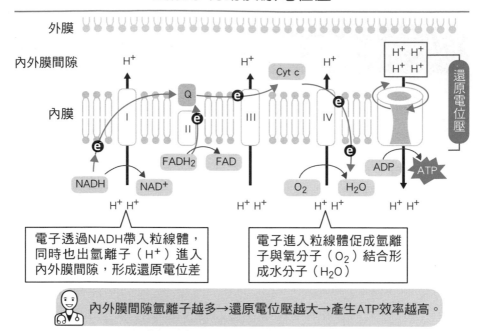

電子透過NADH帶入粒線體，同時也出氫離子（H^+）進入內外膜間隙，形成還原電位差

電子進入粒線體促成氫離子與氧分子（O_2）結合形成水分子（H_2O）

內外膜間隙氫離子越多→還原電位壓越大→產生ATP效率越高。

氫離子與氧氣節形成水分子

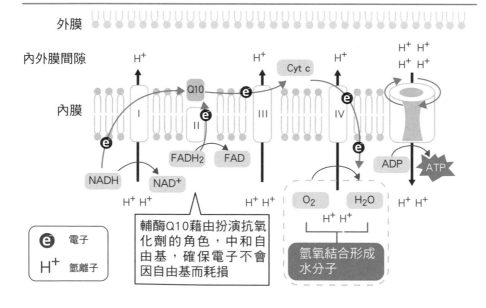

輔酶Q10藉由扮演抗氧化劑的角色，中和自由基，確保電子不會因自由基而耗損

氧氧結合形成水分子

e 電子

H^+ 氫離子

因此，適當補充氫氣不僅可以幫助細胞製造水分子，並且可以充當抗氧化劑，結合自由基，適時補充被消耗掉的氫離子，藉此提升粒線體還原電位差，增強粒線體產生 ATP 的效率有一定程度的幫助。

▎吸氫氣比喝氫氣更好？

近幾年，已經有很多研究指出，氫氣對於人體的健康的幫助 (1)，在保健市場也被廣泛的使用，但在選擇此類產品還是需要謹慎。例如，應注意在產生氫氣的過程是否伴隨有其他對人體有害的物質，或是使用了純度較低的工業用氫氣。

此外，如前文所述，氫氣屬於非選擇性的抗氧化劑，雖然身體能自我調節不會有過量的問題，但是一般飲用氫水是由電解水的方式形成，容易伴隨有金屬離子在水中，另一方面由於氫氣極為活潑能溶解在水中的濃度有限（1.6ppm），因此，執行上建議還是以直接吸入氫氣為佳。

參考文獻 (1)Sim M, Kim CS, Shon WJ, Lee YK, Choi EY, Shin DM. Hydrogen-rich water reduces inflammatory responses and prevents apoptosis of peripheral blood cells in healthy adults: a randomized, double-blind, controlled trial. Sci Rep. 2020 Jul 22;10(1):12130. doi: 10.1038/s41598-020-68930-2. PMID: 32699287; PMCID: PMC7376192.

1-6 想不到！助眠的褪黑激素也是抗氧化劑

褪黑激素（melatonin）不僅可以促進睡眠，也是身體最重要的抗氧化劑，它的抗氧化能力是維生素 E 的兩倍。不只如此，褪黑激素同時也是身體啟動免疫系統的重要荷爾蒙。

而體內褪黑激素分泌主要來自：大腦內的松果體（分泌的褪黑激素占 5%），以及細胞內的粒線體（分泌的褪黑激素占 95%），分別支撐生理時鐘與抗氧化的任務。

▌松果體分泌的褪黑激素：維持大腦深度睡眠

松果體所分泌的褪黑激素占比約 5%，這部分的褪黑激素經由松果體釋放進入血液循環之後，主要參與了生理時鐘的調控。

早晨陽光中的藍光與 UVA，促進了血清素的生成；到了夜晚不再有藍光的訊號時，這些血清素就開始在松果體轉化成褪黑激素，釋放進入血液循環，讓人感覺想睡覺、身體開始一系列的大掃除，包括啟動修復、啟動免疫系統、白血球進行自噬反應，以及老舊細胞自我死亡。

到了凌晨 2 點到 4 點，血液中的褪黑激素濃度達到高峰，讓大腦維持深度睡眠的狀態，以及將短期記憶轉換成長期記憶提升了學習的效果。

當松果體遭到破壞，上述的功能就逐漸喪失。破壞松果體常見原因包括：

1. **藍光**：LED 燈具、電腦、手機等科技產品普及，以致視網膜在夜間持續接收藍光照射，造成大腦產生還是白天的錯覺，導致松果體無法分泌褪黑激素。

2. **人造電磁波**：建議睡覺時關閉手機、wifi，以及不必要的電器產品，減少對松果體分泌褪黑激素的干擾。

3. **缺乏日曬**：日曬不足會導致松果體無法透過陽光獲得正確的生理時鐘訊號，以致松果體分泌褪黑激素異常，連帶的造成維生素 D 分泌不足。[1]

4. **長期飲用含氟的水**：含氟的水會導致松果體鈣化。

▌ 粒線體分泌的褪黑激素：人體最重要抗氧化劑

體內 95% 的褪黑激素為粒線體產出，主要是粒線體電子傳遞鏈上的細胞色素 C 氧化酶（Cytochrome C Oxydase，簡稱 CCO）受到紅光以及近遠紅外線（NIR）的照射所形成的。

粒線體分泌的褪黑激素主要功能是在細胞內 24 小時不分日夜進行深度清理的工作，將細胞內的自由基以及活性氧化物進行中和，是人體最重要的抗氧化劑。

另外，像是某些軟組織形成的癌細胞，會阻斷丙酮酸進入細胞，阻止細胞進行有氧呼吸，讓粒線體無法產生能量以及褪黑激素。近幾年來科學家發現近遠紅外線具有提升免疫能力的效果，並且已經應用在癌症治療領域 [2]，主要原理在於透過近遠紅外線（NIR）照

褪黑激素的主要功能

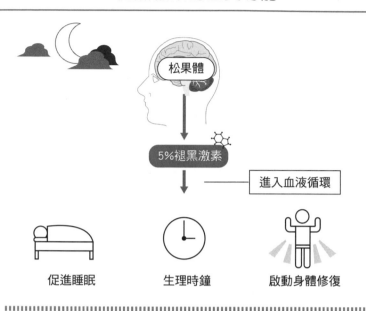

松果體

5%褪黑激素

進入血液循環

促進睡眠　　　　生理時鐘　　　啟動身體修復

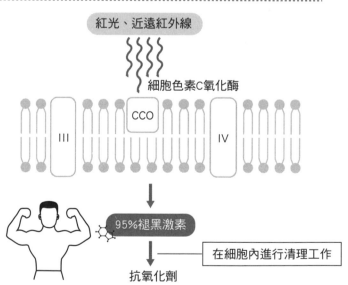

紅光、近遠紅外線

細胞色素C氧化酶

CCO

III　　　　IV

95%褪黑激素

在細胞內進行清理工作

抗氧化劑

射，可以促進粒線體產生褪黑激素，藉此啟動自噬反應以及細胞凋亡反應殺死癌細胞。(3)(4)

▎口服褪黑激素，無法取代身體自己合成的

晚上精神特別好、無法正常入睡、生理時鐘混亂，是褪黑激素分泌不足常見的現象，許多人習慣直接補充褪黑激素來解決問題。然而，長期依賴服用褪黑激素來調整生理時鐘、促進睡眠，可能會導致大腦感知褪黑激素濃度過高，反而開始抑制自己合成褪黑激素的能力。尤其，當停止服用褪黑激素時，身體無法及時反應，會出現褪黑激素過少的症狀，進而導致更加依賴外來的褪黑激素。另外，過量的褪黑激素在身體殘留也會產生毒性反應。

因此，要盡量透過大量的日曬，並且在夜間減少人造光源，讓身體自己合成褪黑激素，使大腦清楚的感知血液中褪黑激素的濃度後做出適當調整，形成完美的褪黑激素調控迴路。

參考文獻

(1)Romano F, Muscogiuri G, Di Benedetto E, Zhukouskaya VV, Barrea L, Savastano S, Colao A, Di Somma C. Vitamin D and Sleep Regulation: Is there a Role for Vitamin D? Curr Pharm Des. 2020;26(21):2492-2496. doi: 10.2174/1381612826666200310145935. PMID: 32156230.

(2)Xu X, Lu H, Lee R. Near Infrared Light Triggered Photo/Immuno-Therapy Toward Cancers. Front Bioeng Biotechnol. 2020 May 26;8:488. doi: 10.3389/fbioe.2020.00488. PMID: 32528941; PMCID: PMC7264102.

(3)Reiter RJ, Sharma R, Rosales-Corral S, Manucha W, Chuffa LGA, Zuccari DAPC. Melatonin and Pathological Cell Interactions: Mitochondrial Glucose Processing in Cancer Cells. Int J Mol Sci. 2021 Nov 19;22(22):12494. doi: 10.3390/ijms222212494. PMID: 34830375; PMCID: PMC8621753.

(4)Wei D, Qi J, Hamblin MR, Wen X, Jiang X, Yang H. Near-infrared photoimmunotherapy: design and potential applications for cancer treatment and beyond. Theranostics. 2022 Oct 9;12(16):7108-7131. doi: 10.7150/thno.74820. PMID: 36276636; PMCID: PMC9576624.

1-7 認識身體的求生機制：自噬反應

　　自噬反應（Autophage）就是人處在壓力狀態下，身體自我清理體內堆積的垃圾，例如細菌、病毒、蛋白質，以及老化或瑕疵的細胞，並且加以回收作為製造新細胞的材料。

　　這就好比一間大公司，如果面對經濟不景氣時，為了維持公司能夠生存下來，就會節省成本，減少不必要的開銷，並且開始裁員，把不重要的員工開除。

▋人體四種主要的自噬反應

　　自噬反應是當身體在壓力狀態下，展開的一種求生反應機制。自噬反應主要可以分成以下四種：

1. 粒線體自噬（**mitophagy**）：吞噬老化或是缺陷的粒線體，促進粒線體代謝新生。當細胞老化伴隨粒線體老化、變異，無法有效的製造能量時，此時便啟動粒腺體自噬反應，分解老化細胞，吞噬被分解釋放的胞器與粒線體蛋白質，加以回收再利用。

2. 脂肪自噬（**lipophagy**）：透過分解脂肪細胞，減少胰島素阻抗，降低第二型糖尿病以及其衍生的代謝性疾病。在正常情況下，當身體吃下過多的食物，大量多餘的熱量便會轉換成脂肪貯存，此時會誘發身體分泌瘦素來啟動脂肪分解自噬反應。

3. **異體吞噬（Xenophagy）**：吞噬入侵體內的病毒、細菌，能預防感染性疾病。例如感冒時，身體會啟動異體吞噬反應來分解入侵的病菌或病毒。

4. **聚集體自噬（Aggrephagy）**：吞噬堆積在神經細胞上的蛋白質，防止大腦神經退化性疾病。例如阿茲罕默症患者，主要就是大腦神經細胞堆積附著了澱粉蛋白與濤蛋白，無法有效的藉由聚集體自噬的方式來清除所造成的大腦退化性疾病。

人體四種自噬反應機制

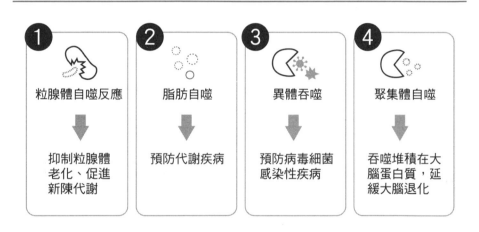

▎啟動自噬反應的八種方法

當身體感受到壓力時，便會啟動自噬反應來達到求生的目的，我們可以透過以下方式來啟動身體的自噬反應。

1. **間歇性斷食**：打破原本一日三餐的飲食習慣，延長兩餐之間的間隔時間，達到每日只吃兩餐，甚至每日一餐。建議最少間隔 17 小時的間歇性斷食，避免一成不變讓身體產生了適應性，因此需要在斷食時間長短做一些變化。例如，斷食 18 小時、19 小時、20 小時。

2. **高強度間歇性訓練**：高強度高耗氧的運動，搭配短暫的休息，可以讓身體感受極大的壓力狀態而誘發自噬反應。建議執行 15 ～ 20 分鐘高強度間歇性訓練（High Intensity Interval Training，簡稱 HIIT），可以利用 80% 最大心率快跑 1 分鐘（最大心跳率計算方式為 220 減年齡，再乘以 80%），再以慢跑或走路 30 秒當成休息，如此反覆持續 15 ～ 20 分鐘。(1)

3. **生酮飲食**：研究顯示酮體的含量與自噬反應有正相關，建議讓身體酮體濃度維持在高檔。在執行上述的間歇性斷食後，搭配以油脂為主的生酮飲食，來延長斷食所產生的高酮體狀態，避免攝取碳水化合物，並將蛋白質限制在每日 20 公克以下。

4. **睡眠**：透過生理時鐘的正常化，睡眠不中斷，可以拉長深度睡眠時間。大腦可以透過深度睡眠啟動自噬反應，藉此清除堆積的類澱粉蛋白（amyloid protein）以及濤蛋白（tau protein）。相反的，睡眠常中斷或是長期失眠的人，無法啟動自噬反應，會造成大腦蛋白質堆積，提高大腦退化性疾病的風險。

5. **低溫**：可以洗冷水澡、浸冰水或是冷熱水交替，都可以讓身體感到壓力，啟動自噬反應。

6. **熱治療**：在桑拿室或是浸泡熱水的高溫環境下，能激發出求生的自噬反應。

7. **生理性缺氧**：透過呼吸訓練閉氣，可以讓身體感受到暫時性缺氧的壓力，產生求生自噬反應。

8. **飲食**：在飲食建議上，可以使用咖啡、綠茶、中鏈椰子油、初榨冷壓橄欖油、薑黃、藍莓、草莓、油甘果等食物抗氧化、中和自由基的特性，可以提升免疫力、增強自噬反應能力。(2)

秒掃 QR-Code！
YouTube 影片：增強免疫力的好方法！利用「細胞自噬」來達到自我修復

參考文獻

(1)Cui, Xinwen et al. "Influence of autophagy-mediated high-intensity interval training on skeletal muscle mass and aerobic capacity of middle-aged rats." Journal of Clinical Rehabilitative Tissue Engineering Research 22 (2018): 1196–1204.

(2)De A, De A, Papasian C, Hentges S, Banerjee S, Haque I, Banerjee SK. Emblica officinalis extract induces autophagy and inhibits human ovarian cancer cell proliferation, angiogenesis, growth of mouse xenograft tumors. PLoS One. 2013 Aug 15;8(8):e72748. doi: 10.1371/journal.pone.0072748. PMID: 24133573; PMCID: PMC3794841.

1-8 打掉重練，讓身體重新開機

　　細胞凋亡（apoptosis）是人類延續生命必要的手段，透過細胞的死亡過程，才能將老化或是病變的細胞從身體去除，再透過分解回收的過程達到新陳代謝的目的。

▎ 細胞凋亡是延續生命的必要手段

　　如果沒有細胞凋亡，老細胞不死，新細胞無法生成，癌細胞無法被消滅而導致擴散。因此，有效誘發細胞凋亡反應，是維繫健康、提升免疫力的重要手段。

　　通常細胞凋亡都會伴隨著細胞的自噬反應，將死亡細胞分解、吞噬、再回收利用。細胞的死亡分為內外兩種類型：

　　第一種是因受到外力傷害、細菌及病毒感染而導致細胞死亡，稱為壞死（necrosis）。

　　另一種被稱為細胞凋亡（apoptosis），又被稱為程序性細胞死亡，顧名思義就是細胞被安排有計劃目的性的死亡，透過細胞凋亡的方式，可以讓身體的老舊細胞以及癌細胞自己死亡。

　　在科學養生中，大部分能誘發自噬反應的方法都能同時引起細胞凋亡反應，例如：洗冷水，浸冰水、熱療、斷食、高強度間歇運動、練習閉氣創造生理性缺氧等等方式，都能有效的引起細胞凋亡。

　　Chapter 1　現代養生的關鍵：活化粒線體

2

讓陽光療癒心身吧！

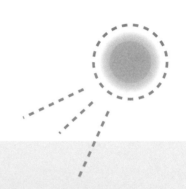

太陽光的組成是多元且貼近人類需求的，
隨着地球的晝夜光線過生活，
有助於調整體內各種的生理變化，
也能緊密的與全身細胞產生能量共振。
研究發現，接受陽光中的紅光和近遠紅外線照射，
能促進粒線體釋放抗氧化功能的褪黑激素，
進而中和細胞因紫外線產生的自由基。

2-1 愛上陽光！專為你我完美量身訂製

　　陽光，在不同的時間，以不同的折射角度，穿透大氣層之後照射地球表面，因此從早晨太陽升起到日落，太陽光所組成的光線比例就一直在變動。

　　例如，藍光的比例從早晨上升到中午，中午過後又逐漸下降。又例如，早上的晨光和傍晚的夕陽是以紅光和近遠紅外線（NIR）為主要組成。

▌陽光，對人類最好的光線組合

　　陽光包含了不可見光與可見光，波長最短的紫外線（200 ～ 400nm）為不可見光，占比約 7%，可見光從最短波長的藍光到最長波長的紅光占比約 39%，比紅光波長更長的是遠紅外線（760nm ～ 10,000nm）占比約 54%。

　　在過去，人類視網膜被認為只具有接收可見光波長範圍的椎狀細胞與柱狀細胞這兩種光受器，其中椎狀細胞主要負責感知顏色的變化，柱狀細胞則是讓人能夠在光線不足的環境看到黑白對比的移動物體。有趣的是，科學家發現不同於人類，鳥類的視覺範圍包括紫外線，眼鏡蛇的眼睛還能看到近遠紅外線。

　　但是近幾年，科學家發現人類的視網膜也具備能接收藍光與紫外線波長的內在光敏視網膜神經節細胞（intrinsically photosensitive retinal ganglion cell，簡稱 ipRGC），透過細胞內的視黑素蛋白質接收藍光和紫外線（UVA、UVB），ipRGC 細胞位於視網膜下半部，因此主要接收來自頭部上方的光線；並透過視神經交叉上核（Supra Chiasma Nucleus，簡稱 SCN）抑制松果體分泌褪黑激素，達到調控生理時鐘的目的。

研究顯示，老年人水晶體退化導致白內障，短波長的藍光、紫外線遭到阻隔，因而無法被視網膜的 ipRGC 吸收，導致生理時鐘混亂造成失眠。大部分做完人工水晶體置換手術後，睡眠品質都會有顯著的改善。(1)(2)

藍光和紫外線會使粒線體產生大量的自由基。幸好陽光中的紅光和近遠紅外線可以提升粒線體 ATP 產出效率，同時透過細胞色素 C 氧化酶（Cytochrome C Oxydase，簡稱 CCO）在粒線體內製造出褪黑激素，提供中和自由基的抗氧化劑功能。

太陽光的光線組成和光線強度，會隨著時間、季節變化而變動，完美的在特定時間提供身體生理需求所需要的原料。這是單一波長的人造光源所無法比擬的。

日照長短牽動生理時鐘與情緒

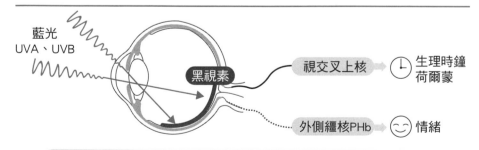

藍光、UVA、UVB激發位於PRGC內的黑視素，進而影響生理時鐘與情緒。

大自然光與現代光源比較

 陽光

現代生活人造光源
（LED、OLED、螢光省電燈泡）

紅光、遠紅外線分佈

日出　　　日落

日出　　　日落　➡ ①缺乏近遠紅外線

陽光中紅光與遠紅外線呈現飽滿的鐘型分布曲線，在正中午達到最高峰的狀態

相較於左圖，室內光源的紅光與近遠紅外線明顯不足，也沒有隨著時間有曲線的變化

藍光、紫外線分佈

日出　　　日落

日出　　　日落　➡ ②持續藍光

陽光中的藍光與紫外線隨著日出後出現，在中午出現高峰值後，逐漸下降

相較於陽光，室內光源的藍光分布單一，無法隨著時間推移產生曲線分布，因此在早晨與傍晚入夜後呈現藍光過多的現象，但是在中午時段，又有藍光不足的現象

自由基分佈

日出　　　日落

日出　　　日落　➡ ③大量釋放自由基

身體照射藍光、紫外線後會產生自由基，陽光照射身體產生自由基呈現非對稱曲線，在下午達到最高峰的狀態，入夜後就不再有自由基產生

相較於陽光，室內光源會使人持續的產生自由基，即便入夜後，也會持續製造大量自由基，對身體造成一定的負荷

現代人的光線危機

現代人生活形態從戶外轉變成室內工作，足不出戶缺乏日照，似乎已經成為都會生活的常態，加上疫情隔離更是雪上加霜。根據一份 2014 年瑞典長期追蹤研究統計報告指出，缺乏日照族群的致死率是充足日照族群的 2 倍。[13][14]

科技越發達，造成的負面效應越顯而易見，以室內照明大量使用具有節能特性的 LED、OLED、螢光燈光源等來說，讓人處在極度缺乏近遠紅外線的環境之中，加上從白天到深夜持續不變的藍光照射，真是令人憂心忡忡。

遠離戶外自然光以及長期接受藍光的雙重危機之下，導致身體因極度缺乏 UVB，無法產生維生素 D 而造成免疫力低下，同時大量產生自由基，又因缺乏近遠紅外線，以致難以生成褪黑激素來中和自由基，細胞因而加速退化，各種文明病隨之產生。

研究也顯示，夜間長期暴露在藍光的環境下，不僅打亂生理時鐘，同時也會誘發大腦負面情緒神經迴路，導致現代人常見情緒控管易怒，或是憂鬱的問題。[15]

也就是說，室內照明如果長期使用藍光，如 LED、OLED、螢光燈電燈泡等，會對人體產生一定的傷害，像是近視、白內障、失眠、DNA 受損、誘發慢性疾病等等。(3) 許多人會好奇，大自然的藍光對人類的影響又是如何呢？其實，自然光的藍光和人造藍光是不一樣的，陽光中的藍光會同時伴隨著紅光和近遠紅外線，因此不會產生如同人造光源的傷害。

▍被污名化的紫外線

現代人在大量的媒體資訊宣傳下，一面倒的認為紫外線只會對人體造成傷害，尤其傳統東方一白遮三醜的思維，更是將曬太陽視為洪水猛獸，避之唯恐不及。

如果從人類演化的角度來看，我們的祖先從狩獵到農耕時期，一直是生活在太陽底下，工業革命後從石油提煉出副產品礦物油發展成防曬產品，從此追求防曬美白變成了一種時尚，搭配各種紫外線對人體傷害的學術研究，防紫外線似乎已經成為一種信仰。

然而，這種觀念並不完全正確，其中有幾個盲點可以提供讀者參考：

1. **太陽光的組成多元**：太陽光不是只有單純的紫外線，同時有紅光和近遠紅外線（NIR）可以促進粒線體釋放抗氧化功能的褪黑激素，中和細胞因紫外線產生的自由基。
2. **罹患皮膚癌機率較低**：相較於白種人，有色人種皮膚的黑色素較多，本身就具有吸收紫外線的功能，罹患皮膚癌風險相對較低。

3. **紫外線有益睡眠**：除了 UVC 以外，UVA 與 UVB 對於人體健康運作是必要的。缺乏陽光紫外線的照射，會導致生理時鐘混亂，造成失眠。

4. **紫外線幫助身體製造維生素 D**：塗抹過多的防曬乳會阻擋皮膚吸收紫外線，導致身體無法製造維生素 D，造成免疫力下降，反而提高了罹癌風險。

▌重新認識陽光中的紫外線

紫外線的波長範圍在 200 ～ 400nm，可分為 UVA（400 ～ 315nm）、UVB（315 ～ 280nm）和 UVC（280 ～ 230nm）三種波長範圍，陽光中的紫外線中 UVA 約占 98.1%，UVB 占 11%，UVC 則低於 1%。

其中 UVA 穿透力最強，到達地表的量是 UVB 的 100 倍，可造成曬紅、曬傷，並會加強 UVB 對皮膚的傷害力，可穿透至真皮層，是皮膚老化的主因。UVB 致癌性最強，造成曬紅及曬傷作用為 UVA 的 1,000 倍。

絕大部分的 UVC 則可被臭氧層所阻隔，由於 UVC 破壞性極強，一般被運用於殺菌的產品，但是如果使用時沒有做好防護，很容易傷害眼睛以及皮膚。

總之，單獨照射紫外線會破壞皮膚細胞，對皮膚造成一定程度的致癌風險。(4) 大自然的陽光是對人體最好的光線組合，透過吸收紫外線達到生理所需，同時又可藉著大量的紅光和近遠紅外線來中和紫外線帶來的自由基。

▍藍光是身體時鐘，UVA 是日夜開關

太陽光中，藍光占很少的比例，但是藍光比重會從晨光慢慢拉升，到日正當中達到最高峰，然後隨著下午時間慢慢遞減，直到太陽落到水平線下才完全消失。

人類眼睛視網膜上 ipRGC 的黑視素蛋白質吸收藍光後，將訊號傳遞到視交叉上核，再接力傳遞至松果體，阻止松果體分泌褪黑激素，藉此控制了下視丘、腦垂體、腎上腺的皮質醇荷爾蒙分泌。

身體透過視網膜黑視素接收藍光的數量多寡，能夠調控生理時鐘。當太陽上升 10 度之後，開始折射出 UVA；此時，經由視網膜上的 ipRGC 之黑視素蛋白質吸收 UVA，也會加入調控生理時鐘的陣容。

然而，黑視素不僅在視網膜，也出現在皮膚和皮下脂肪細胞，接收藍光、UVA，將脂肪轉化為皮質醇，讓身體藉此得到了生理時鐘白天的訊號。

特別的是，藍光與 UVA 對生理時鐘所扮演的角色，還是有不同之處。UVA 是日夜的開關，通知身體白天的到來，在早晨起床後，身體還是沒有完全醒過來，直到接收到 UVA 後，身體才完全甦醒；藍光則是扮演時鐘的角色，身體在一天當中的特定時間，透過視網膜以及皮膚所接收到不同數量的藍光訊號，釋放出相對應的荷爾蒙來控制身體的運作。透過這個過程，越長時間接觸陽光，生理時鐘就會持續調整，而且變得更為精準。

因此，要獲得足夠的藍光與 UVA，就必須讓全身浸潤在晨光下，達到調整生理時鐘的最大效益。

UVA 能促進血液循環、降低血壓

UVA 對人體並不僅僅是參與生理時鐘的調控，UVA 可以刺激血管釋放一氧化氮（NO），使血管擴張，不僅促進血液循環，同時也降低了血壓。

不只如此，UVA 能透過位於下視丘的視交叉上核（SCN）激發腦垂體前葉分泌多種激素，也可以促進以下多種神經傳導物質的合成，達到多種功能：

1. 止痛：β- 腦內啡（β-endorphin）可以降低疼痛感達到止痛的效果。
2. 抗發炎：促腎上腺皮質激素（ACTH），形成天然的類固醇，達到抑制發炎的效果。
3. 促進脂肪燃燒：透過分泌生長激素（GH）以及甲狀腺促進激素（TSH），可以調整新陳代謝加速脂肪分解。
4. 促進血清素合成，穩定情緒，提升幸福感：60 秒到 3 分鐘早晨陽光的 UVA 可以激發色胺酸（Tryptophan）合成血清素。
5. 加速轉換成多巴胺，提升動機、專注力與成就感：酪胺酸（Tyrosine）受到 UVA 的激發後可加速轉換成多巴胺。
6. 促進正腎上腺素分泌，提高交感神經活性、興奮感：酪胺酸受到 UVA 激發可以形成正腎上腺素（norepinephrine），提升交感神經活性，心情感到亢奮。

UVB 能提高粒線體效率、強化免疫力

UVB 雖然會使細胞產生自由基，但卻同時提高粒線體電子傳遞鏈

產生 ATP 的效率。另外，UVB 不僅可以透過視網膜的 ipRGC 與藍光和 UVA 共同參與生理時鐘的調控，也可以透過 ipRGC 進行下列功能：

1. **抑制疼痛**：ipRGC 接收將訊號傳至腦幹的導水管灰質（PAG）釋放腦內啡，達到抑制疼痛的效果。

2. **改善心情**：ipRGC 可以將光線訊號傳至外側韁核（Perihebanula Nucleus，簡稱 PHb）讓心情感到愉悅。

3. **活化免疫系統**：ipRGC 將訊號傳至腦幹自律神經系統，透過刺激交感神經反應，增強脾臟釋放 T 細胞、B 細胞，活化免疫功能。

4. **強化生殖能力**：UVB 除了透過眼睛吸收，也可以透過皮膚吸收產生各種的生理反應。皮膚吸收 UVB 之後，會將訊號傳送到下視丘，經由腦垂體，產生一系列包括促進雄性激素和雌激素分泌、增強性慾、以及對異性的吸引力、促進卵巢濾泡細胞生長、卵巢增大、睪丸增大、促進生殖能力等。[7]

5. **強化免疫力**：UVB 能透過皮膚吸收，促進維生素 D3 分泌，增強免疫力，降低罹患癌症風險以及癌症死亡率。[10] 研究也顯示，UVB 可以降低新冠病毒感染的風險，同時也能夠降低感染新冠病毒的死亡率。[9][12]

▌善用 UVB 光線，曬出健康身心

UVB 對人體的重要程度不言而喻，但是在實際執行上還是有些需要注意的事項：

1. **搭配紅光及近遠紅外線**：由於單獨使用 UVB 會產生大量的自由

基，盡可能走到戶外接受陽光的照射最佳。如果在室內，可以利用養殖用的紫外線（UVA ／ UVB）爬蟲燈，但是必須同時搭配紅光和近遠紅外線來執行抗氧化功能，消除自由基。(6)

2. **陽光為第一選擇：** 太陽升起水平面 30 度，大約在早上 8 點至 9 點，大氣層開始折射出 UVB。因此，建議曬早上 9 點之前的太陽最少 30 分鐘，這個時段陽光不僅有強度較低的 UVB、藍光、UVA，同時又有大量的紅光和近遠紅外線（IRA）。

3. **防曬適度為宜：** 避免過度使用抗紫外線眼鏡或是防曬乳液，以免 UVB 被完全阻絕時，身體無法執行上述 UVB 的各種生理反應，容易導致缺乏維生素 D3，免疫力下降、容易生病、罹癌風險較高、情緒低落、性功能下降、生理時鐘錯亂等等。(7)

4. **口服維生素 D3 無法替代自然生成：** 根據國家衛生研究院 2022 年發表的研究報告，長期使用維生素 D 的老鼠，會導致細胞維生素 D 接受器數量減少，造成血液中維生素 D 濃度下降，大幅升高罹患失智症的風險。另外，根據台灣人口統計研究顯示，長期服用維生素 D 罹患失智症的風險上升 1.8 倍，失智症患者長期服用維生素 D 致死率上升 2 倍。(16)

因此，口服維生素 D3 只具有短暫效果，適合應用在立即補充急性缺乏維生素 D3 的情況，但長期使用不僅效果遞減，更嚴重的是打亂了原本依賴陽光驅動的各種荷爾蒙的平衡狀態。長期缺乏 IRA、UVA、UVB 也證實會有導致胰島素阻抗以及糖尿病風險。(5)(8)(11) 所以，還是需要由皮膚日曬自然產生維生素 D3，效果又安全。

5. **膚色深淺影響 UVB 吸收率**：如果你的膚色較黑，代表皮膚有較多的黑色素阻擋紫外線，需要較多陽光，才能接收到 UVB。相對皮膚白的人，黑色素較少，阻擋紫外線能力差，因此只需少量的陽光就能吸收到身體所需的 UVB。

6. **膚色淺最好慢慢練習對紫外線的耐受度**：皮膚較白的人，對紫外線的耐受度較差，罹患皮膚癌風險也較高。因此，對黑色素少的人建議採取適度的防曬措施，避免過多的紫外線；並且採取循序漸進的方式，在清晨和夕陽紫外線較少時曬太陽，慢慢把時間拉長，透過增加皮膚的黑色素，增強對紫外線的耐受度。

秒掃 QR-Code！
YouTube 影片：曬太陽：健康的基本要素！陽光促進健康背後的醫學原理

參考文獻

(1) Yan SS, Wang W. The effect of lens aging and cataract surgery on circadian rhythm. Int J Ophthalmol. 2016 Jul 18;9(7):1066-74. doi: 10.18240/ijo.2016.07.21. PMID: 27500118; PMCID: PMC4951664.

(2) Li X, Kelly D, Nolan JM, Dennison JL, Beatty S. The evidence informing the surgeon's selection of intraocular lens on the basis of light transmittance properties. Eye (Lond). 2017 Feb;31(2):258-272. doi: 10.1038/eye.2016.266. Epub 2016 Dec 9. PMID: 27935597; PMCID: PMC5306461.

(3) Ouyang X, Yang J, Hong Z, Wu Y, Xie Y, Wang G. Mechanisms of blue light-induced eye hazard and protective measures: a review. Biomed Pharmacother. 2020 Oct;130:110577. doi: 10.1016/j.biopha.2020.110577. Epub 2020 Aug 4

(4) Ouyang X, Yang J, Hong Z, Wu Y, Xie Y, Wang G. Mechanisms of blue light-induced eye hazard and protective measures: a review. Biomed Pharmacother. 2020 Oct;130:110577. doi: 10.1016/j.biopha.2020.110577. Epub 2020 Aug 4

(5) AlGhamdi, S.; AlHarthi, H.; Khoja, S.; AlJefri, A.; AlShaibi, H.F. A High Dose, Not Low Dose, of Vitamin D Ameliorates Insulin Resistance in Saudi Women. J. Clin. Med. 2022, 11, 6577. (6) Yablonskaya, O.I.; Voeikov, V.L.; Novikov, K.N.; Buravleva, E.V.; Menshov, V.A.; Trofimov, A.V. Effect of Humid Air Exposed to IR Radiation on Enzyme Activity. Int. J. Mol. Sci. 2022, 23, 601. https://doi.org/10.3390/ijms23020601

(7) Parikh R, Sorek E, Parikh S, Michael K, Bikovski L, Tshori S, Shefer G, Mingelgreen S, Zornitzki T, Knobler H, Chodick G, Mardamshina M, Boonman A, Kronfeld-Schor N, Bar- Joseph H, Ben-Yosef D, Amir H, Pavlovsky M, Matz H, Ben-Dov T, Golan T, Nizri E, Liber D, Liel Y, Brenner R, Gepner Y, Karnieli-Miller O, Hemi R, Shalgi R, Kimchi T, Percik R, Weller A, Levy C. Skin exposure to UVB light induces a skin-brain-gonad axis and sexual behavior. Cell Rep. 2021 Aug 24;36(8):109579. doi: 10.1016/j.celrep.2021.109579. PMID: 34433056; PMCID: PMC8411113.

(8) Young AR, Morgan KA, Harrison GI, Lawrence KP, Petersen B, Wulf HC, Philipsen PA. A revised action spectrum for vitamin D synthesis by suberythemal UV radiation exposure in humans in vivo. Proc Natl Acad Sci U S A. 2021 Oct 5;118(40):e2015867118. doi: 10.1073/pnas.2015867118. PMID: 34580202; PMCID: PMC8501902.

(9) William B Grant, Putative roles of solar UVA and UVB exposure and vitamin D supplementation in reducing risk of SARS-CoV-2 infection and COVID-19 severity, The American Journal of Clinical Nutrition, Volume 115, Issue 4, April 2022, Pages 987–988, https://doi.org/10.1093/ajcn/nqab437

(10) Vieth R. Critique of Public Health Guidance for Vitamin D and Sun Exposure in the Context of Cancer and COVID-19. Anticancer Res. 2022 Oct;42(10):5027-5034. doi: 10.21873/anticanres.16011. PMID: 36191997.

(11) Brunvoll SH, Nygaard AB, Ellingjord-Dale M, Holland P, Istre MS, Kalleberg KT, Søraas CL, Holven KB, Ulven SM, Hjartåker A, Haider T, Lund-Johansen F, Dahl JA, Meyer HE, Søraas A. Prevention of covid-19 and other acute respiratory infections with cod liver oil supplementation, a low dose vitamin D supplement: quadruple blinded, randomised placebo controlled trial. BMJ. 2022 Sep 7;378:e071245. doi: 10.1136/bmj-2022-071245. PMID: 36215222; PMCID: PMC9449357.(12) Moozhipurath RK, Kraft L, Skiera B. Evidence of protective role of Ultraviolet-B (UVB) radiation in reducing COVID-19 deaths. Sci Rep. 2020 Oct 19;10(1):17705. doi: 10.1038/s41598-020-74825-z. PMID: 33077792; PMCID: PMC7572372.

(13) Lindqvist PG, Epstein E, Nielsen K, Landin-Olsson M, lngvar C, Olsson H. Avoidance of sun exposure as a risk factor for major causes of death: a competing risk analysis of the Melanoma in Southern Sweden cohort. J Intern Med. 2016 Oct;280(4):375-87. doi: 10.1111/joim.12496. Epub 2016 Mar 16. PMID: 26992108.

(14) Lindqvist PG, Landin-Olsson M. The relationship between sun exposure and all-cause mortality. Photochem Photobiol Sci 2017 Mar 16;16(3)354-361. doi: 10 .1039/c6pp00316h. PMID:28074966.

(15) LeGates TA, Kvarta MD. Illuminating a path from light to depression. Nat Neurosci. 2020 Jul;23(7):785-787. doi: 10.1038/s41593-020-0659-x. PMID: 32555525.

(16) Zittermann A, Trummer C, Theiler-Schwetz V, Pilz S. Long-term supplementation with 3200 to 4000 IU of vitamin D daily and adverse events: a systematic review and meta-analysis of randomized controlled trials. Eur J Nutr. 2023 Feb 28. doi: 10.1007/s00394-023-03124-w. Epub ahead of print. PMID: 36853379.

2-2 紅光和近遠紅外線的健康效應

　　陽光組成中，紅光和近遠紅外線（Near-Infra Red，簡稱 NIR）占比超過 50% 以上，其中可見光中紅光波長最長為 620 ～ 750nm，而紅外線波長又超過紅光。

▌身體組織只吸收特定波長的紅光和近遠紅外線

　　一般而言，與其他波長的光線比較起來，紅光和近遠紅外線具有較深的穿透度，可以穿透人體皮下深度達 10 ～ 80 毫米左右。

　　在臨床應用上，不同波長的紅光和近遠紅外線（NIR）會被特定的組織吸收。

　　紅外線波長以波長範圍又區分為近、中、遠三種遠紅外線（IR-A、IR-B、IR-C），他們的波長範圍如下所示：

　　　IR-A：760nm 到 1,400nm（又稱為 NIR）

　　　IR-B：1,400nm 到 3,000nm

　　　IR-C：3000nm 到 1mm

　　經醫學實證研究，600nm ～ 670nm 範圍的紅光被應用在皮膚等身體淺層、皮下組織、脂肪的細胞活化；近遠紅外線波長 700nm ～ 1,000nm 被應用在肌肉、胃、心臟、大腦細胞活化；近遠紅外線波長 1,000 ～ 1,500nm 被應用在腎臟、脾臟、肝臟細胞活化效果比較好。

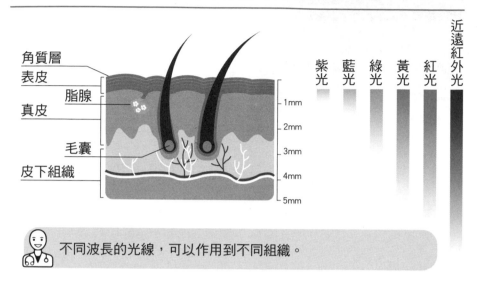

紅光與近遠紅外線能穿透較深層組織

角質層
表皮
　脂腺
真皮

毛囊
皮下組織

1mm
2mm
3mm
4mm
5mm

紫光　藍光　綠光　黃光　紅光　近遠紅外光

不同波長的光線，可以作用到不同組織。

▎紅光和近遠紅外線的生理反應

1. **熱效應 vs. 非熱效應**：人體照射紅光和紅外線後，主要會產生熱效應與非熱效應。近遠紅外線對人體產生的熱效應最為明顯。我們之所以覺得太陽照射會感到熱，主要是由於近遠紅外線的熱效應；而日常生活中，常見的隔熱玻璃主要阻隔的就是近遠紅外線波長的陽光。

   人體體溫因熱效應上升時，下視丘體溫調節中樞就必須啟動各種生理反應來促進散熱降溫，例如：加速血液循環、呼吸心跳加快、血管擴張、流汗等等。

   非熱效應的產生，主要是紅光和近遠外線被皮膚黑色素、身體水

遠紅外線的熱效應 vs. 非熱效應

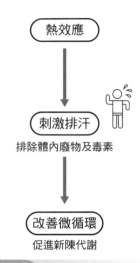

熱效應

↓

刺激排汗

排除體內廢物及毒素

↓

改善微循環

促進新陳代謝

| 皮膚表層
皮膚下1mm | 組織分子照射遠紅外線後，因振動產生熱能造成皮膚表層溫度上升 | 輻射傳導 |
| 皮膚深層
皮膚下4-8cm | 組織分子照射遠紅外線後，因振動產生熱能造成皮膚表層溫度上升 | 共振滲透 |

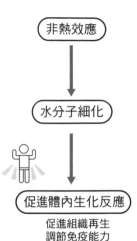

非熱效應

↓

水分子細化

↓

促進體內生化反應

促進組織再生
調節免疫能力

水分子照射遠紅外線振動，體內的水分子大集團細化成為小水分子，可促進體內生化反應

分子、血紅素吸收所產生的各種反應。例如：激發出電子增加了紅血球的負電荷，促進了血液循環；誘發一氧化氮（NO）的釋放，造成血管擴張，以及減少粒線體在產生能量過程中自由基的釋放，因此提升粒線體產生能量的效率，就能達到細胞活化的效果。

2. 形成水的第四種狀態——結構水：根據波洛克博士（Dr. Gerald Pollock）的研究，水分子在接近親水性材質表面或是紅光和近遠紅外線照射時，都會被改變極性而形成液態結晶體，一般稱為結構水或是 EZ water（Exclusive Zone water）。

人體水分子受到近遠紅外線照射後便會形成類似反應，在細胞膜或是各種胞器、粒線體、蛋白質表面形成具有極性的結構水，充斥在細胞間質、膠原蛋白、人體各種組織纖維；如此一來，便可

近遠紅外線具有形成結構水的功效

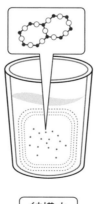

結構水

增加細胞的導電性，就更能活化細胞與提升整體的生命力。

在市售的遠紅外線水壺，就是透過礦石或是表面處理，產生近遠紅外線，以此改變水的極性，因而在親水材質表面形成結構水，提升了水的口感。

3. **幫助粒線體合成抗氧化劑**：人體細胞內的粒線體細胞色素 C 氧化酶吸收近遠紅外線後產生褪黑激素，這些粒線體所產生的褪黑激素大約占人體 95%，與來自松果體分泌的 5% 褪黑激素功能不同（參見 1-6），粒線體所產生的褪黑激素不會參與生理時鐘促進睡眠的角色，主要功能是在粒線體內擔任白天抗氧化劑的角色，清除粒線體代謝過程產生的自由基，讓人體免疫力提升。

4. **幫助釋放一氧化氮**：紅光和近遠紅外線可以使細胞色素 C 氧化酶釋放一氧化氮，抑制了粒線體在代謝過程中產生過氧化亞硝酸鹽（$ONOO^-$）的機會，由於過氧化亞硝酸鹽形成必須要由細胞色素 C 氧化酶提供一氧化氮（NO）去結合超氧化物（O_2^-）。一般認為過氧化亞硝酸鹽是阻礙細胞傳遞鏈產生 ATP 的主要自由基，透過紅光和近遠紅外線照射，可以藉由減少過氧化亞硝酸鹽的形成，達到增加粒線體電子傳遞鏈產生 ATP 的效率。

5. **增加 ATP 產量**：紅光、近遠紅外線以及遠紅外線，在粒線體電子傳遞鏈上的蛋白質產生光電效應，將光子轉換成電子，同時也提高產生 ATP 的效率。

6. **粒線體發光產熱**：在低溫的環境下，粒線體會透過解偶反應（uncoupling reaction）（參見 7-4）將原本產生能量的功能，轉移成釋放紅外線達到發熱的功能。粒線體電子傳遞鏈上的蛋白質，因接收到紅外線形式的熱源而膨脹，拉近電子在蛋白質間跳

躍的距離，電子流速增加，產生能量效率因而大幅提升。

7. **放鬆血管**：血管吸收紅光和近遠紅外線，會促進血管放鬆，釋放出一氧化氮（NO），使血管擴張，增加血液流量，達到降低血壓的目的。

8. **促進血液循環**：紅血球在照射紅光和近遠外線後紅血球增加了負電荷，造成帶負電荷的紅血球相互排斥，產生加速血液循環的效果。

▌紅光和紅外線的健康效應

研究紅光和紅外線對人體影響的報告很多，列舉出幾項重要發現：

1. 紅光促進表皮生長、加速傷口癒合。目前研究顯示，波長 800 ～ 830nm 的近遠紅外線促進傷口癒合效果最好，630 ～ 680nm 的紅光，及脈衝式 904nm 的近遠紅外線，也有不錯的效果。[1][2][3][10]

2. 活化毛囊幹細胞，能促進毛髮生長。[4] 研究顯示，連續 24 周使用波長 640 ～ 660nm 低階雷射的光療帽，確實呈現出促進毛囊生長的效果。[11]

3. 波長 630nm 紅光可以減緩兒童近視。[5]

4. 紅光和近紅外線能減少阿茲罕默症老鼠大腦堆積的類澱粉蛋白與濤蛋白，並且可以增加認知功能。[6]

5. 每天 2 ～ 3 分鐘看 670nm 紅光，連續 12 星期能讓 40 歲以上的受測者視力進步 22%。[8]

6. 每星期 5 天，連續 24 星期，每次照射 630nmLED 紅光 30 分鐘，能使輕度和中度阿茲罕默症患者增加認知功能。[7]

7. 近遠紅外線（NIR）可以減少堆積在視網膜上的膽固醇，保護視網膜上的感光細胞，延緩感光細胞老化，降低眼壓。(8)

8. 利用閃爍頻率 40Hz 的紅光或是白光，可以使大腦共振產生高頻的 γ 波，改變了大腦的狀態。(9)

9. 近幾年，紅光以及近遠紅外線也被運用在中風病人，增強海馬迴的記憶功能，改善阿茲罕默的認知功能、改善思覺失調症都有不錯的效果。2022 年研究顯示，結合 750nm 與 950nm 的近遠紅外線照射 2 小時，可以使中風的大腦水腫降低 21%，連續照射 14 天可以使出血性中風受損範圍減少 25%。(12)

▌如何正確善用紅光和紅外線？

在日常生活中，可以充份運用紅光和近遠紅外線促進健康，但有幾個訣竅可以達到較佳效益，同時避免危害：

1. **多接觸綠色植物**：綠色植物葉綠素無法吸收近遠紅外線而會將它反射，因此在戶外的綠色植物是人體吸收近遠紅外線的一個重要來源。

2. **曬太陽**：建議曬每天早晨 9 點以前的陽光或是夕陽至少 30 分鐘，避免眼睛直視太陽。

3. **避免使用隔熱玻璃**：長期使用隔熱玻璃阻絕近遠紅外線 NIR，粒線體無法產生擔任抗氧化劑功能的褪黑激素來中和自由基，大量累積自由基將導致細胞退化、變異，提高罹患慢性病和癌症風險。

4. **紅光和近遠紅外線產品的購買建議**：選擇紅光與近遠紅外線 NIR 產品上，雷射比 LED 能量聚集，深度也比較深，對深層組織比較有破壞性的風險。

5. **利用紅光改善視網膜健康的使用要點**：如果想利用紅光來促進視網膜健康、控制近視，避免選擇功率過強的紅光，距離至少 30 公分以上，每天大約 2 ～ 3 分鐘。當注視光源時，會感到壓力、不舒服、頭痛或是反射性的避開，都代表著光線刺激過強。

6. **簡單創造紅光的方法**：可以透過配帶紅色鏡片眼鏡，將手電筒白光其他波長濾掉，只剩紅光進入視網膜，是一種簡單快速獲得紅光的方式，但是要避免光源過強，引起眼睛不適。

7. **使用輻射風險的遠紅外線天然礦石會造成反效果**：市售很多能發出遠紅外線天然礦石的能量產品，雖然也具有對身體產生非熱效應的能力，但是必須先確認這些礦石沒有輻射的風險，以免造成傷害。

秒掃 QR-Code ！

YouTube 影片：遠紅外線、紅光有效嗎？如何挑選適合自己的產品呢？

陽光與紅血球的能量轉換

自然界中動物的血紅素與綠色植物的葉綠素的幾何結構極為相似，不同之處在於血紅素是以帶 26 個電子的鐵原子為中心而呈現紅色，而葉綠素則是以帶 12 個電子的鎂原子為中心而呈現綠色。

當葉綠素接收到陽光後，以鎂原子為中心的 12 個電子被激發便啟動光合作用進行能量轉換，藉由將二氧化碳與水結合成碳水化合物例如葡萄糖、澱粉等等形式來儲存能量。

血紅素也有類似的能量轉換機制而血紅素遍佈在外表類似碟型天線的紅血球中，當身體照射到陽光中的 UVA 時，藉由皮膚釋放一氧化氮造成血管擴張，將 40% ～ 60% 的紅血球移至體表以碟型天線的形式來吸收陽光，此時血紅素吸收了陽光各種波長的能量，特別是紅光、紅外線、紫光以及紫外線，激發了圍繞鐵原子的 26 個電子，再藉由血液循環透過紅血球將充滿能量的血紅素運送到全身的粒線體，最終利用粒線體形成能量 ATP。

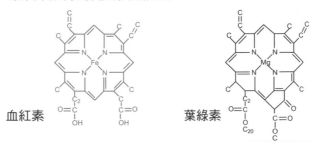

血紅素　　　　　　葉綠素

以鐵(Fe)為中心的血紅素與以鎂(Mg)為中心的葉綠素構造極為相似。

參考文獻

(1)Chen YW, Hsieh O, Chen YA, Chiou LL, Chang PC. Randomized controlled clinical effectiveness of adjunct 660-nm light-emitting diode irradiation during non-surgical periodontal therapy. J Formos Med Assoc. 2020 Jan;119(1 Pt 1)：157-163. doi：10.1016/j.jfma.2019.01.010. Epub 2019 Jan 29. PMID：30709694.

(2)Avci P, Gupta A, Sadasivam M, Vecchio D, Pam Z, Pam N, Hamblin MR. Low-level laser (light) therapy (LLLT) in skin：stimulating, healing, restoring. Semin Cutan Med Surg. 2013 Mar;32(1)：41-52. PMID：24049929; PMCID：PMC4126803.

(3)Jagdeo J, Austin E, Mamalis A, Wong C, Ho D, Siegel DM. Light-emitting diodes in dermatology：A systematic review of randomized controlled trials. Lasers Surg Med. 2018 Jan 22;50(6)：613–28. doi：10.1002/lsm.22791. Epub ahead of print. PMID：29356026; PMCID：PMC6099480.

(4)Hamblin MR. Photobiomodulation for the management of alopecia：mechanisms of action, patient selection and perspectives. Clin Cosmet Investig Dermatol. 2019 Sep 6;12：669-678. doi：10.2147/CCID.S184979. PMID：31686888; PMCID：PMC6737896

(5)Zhang P, Zhu H. Light Signaling and Myopia Development：A Review. Ophthalmol Ther. 2022 Jun;11(3)：939-957. doi：10.1007/s40123-022-00490-2. Epub 2022 Mar 11. PMID：35275382; PMCID：PMC9114237.

(6)Comerota MM, Tumurbaatar B, Krishnan B, Kayed R, Taglialatela G. Near Infrared Light Treatment Reduces Synaptic Levels of Toxic Tau Oligomers in Two Transgenic Mouse Models of Human Tauopathies. Mol Neurobiol. 2019 May;56(5)：3341-3355. doi：10.1007/s12035- 018-1248-9. Epub 2018 Aug 17. PMID：30120733; PMCID：PMC6476871.

(7)Huang N, Yao D, Jiang W, Wei C, Li M, Li W, Mu H, Gao M, Ma Z, Lyu J, Tong Z. Safety and Efficacy of 630-nm Red Light on Cognitive Function in Older Adults With Mild to Moderate Alzheimer's Disease：Protocol for a Randomized Controlled Study. Front Aging Neurosci.2020 May 21;12：143. doi：10.3389/fnagi.2020.00143. PMID：32528273; PMCID：PMC7253693.

(8)Zhu Q, Xiao S, Hua Z, Yang D, Hu M, Zhu YT, Zhong H. Near Infrared (NIR) Light Therapy of Eye Diseases：A Review. Int J Med Sci. 2021 Jan 1;18(1)：109-119. doi：10.7150/ijms.52980. PMID：33390779; PMCID：PMC7738953.

(9)Zhang Y, Zhang Z, Luo L, Tong H, Chen F, Hou ST. 40 Hz Light Flicker Alters Human Brain Electroencephalography Microstates and Complexity Implicated in Brain Diseases. Front Neurosci. 2021 Dec 13;15：777183. doi：10.3389/fnins.2021.777183. PMID：34966258; PMCID：PMC8710722.

(10) Yadav A, Gupta A. Noninvasive red and near-infrared wavelength-induced photobiomodulation: promoting impaired cutaneous wound healing. Photodermatol Photoimmunol Photomed. 2017 Jan;33(1):4-13. doi: 10.1111/phpp.12282. PMID: 27943458.

(11) Suchonwanit P, Chalermroj N, Khunkhet S. Low-level laser therapy for the treatment of androgenetic alopecia in Thai men and women: a 24-week, randomized, double-blind, sham device-controlled trial. Lasers Med Sci. 2019 Aug;34(6):1107-1114. doi: 10.1007/s10103-018-02699-9. Epub 2018 Dec 19. PMID: 30569416.

(12) Strubakos CD, Malik M, Wider JM, Lee I, Reynolds CA, Mitsias P, Przyklenk K, Hüttemann M, Sanderson TH. Non-invasive treatment with near-infrared light: A novel mechanisms-based strategy that evokes sustained reduction in brain injury after stroke. J Cereb Blood Flow Metab. 2020 Apr;40(4):833-844. doi: 10.1177/0271678X19845149. Epub 2019 May 21. PMID: 31112450; PMCID: PMC7168789.

2-3 窺探光線與生理時鐘的奧秘

　　生理時鐘透過來自腎上腺的皮質醇（cortisol）與來自松果體的褪黑激素（melatonin）兩種荷爾蒙的相互消長來調控生理時鐘的節律。

　　陽光中的藍光、UVA、UVB 可以透過視網膜的黑視素吸收，經由視神經交叉上核（SCN），阻止松果體分泌促進睡眠的褪黑激素；另外，身體也可以透過皮膚接收藍光、UVA，啟動皮質醇的製造。

▍身體得知時間的重要荷爾蒙：皮質醇、褪黑激素

　　腎上腺的皮質醇大約在清晨 6 點開始分泌，到早上 9 點為最高峰，之後隨著時間推移慢慢的減少，到晚上 9 點為最低谷。與其相對應的松果體分泌褪黑激素，在白天受到抑制，到晚上大約 9 點啟動分泌，大約 2 ～ 3 小時後進入高峰期，隨後慢慢減少到清晨 6 點左右的低谷。

　　身體藉著皮質醇與褪黑激素的分泌，得知時間訊號；整個過程，主要透過眼睛視網膜下半部的自發性感光視網膜神經節細胞（ipRGC）黑視素，接收藍光與 UVA 訊號來進行調控。

　　當黑視素接收到來自眼球視野上方的藍光與 UVA 光線後，視神經將訊號傳至視交叉上核，此時視交叉上核立即抑制松果體分泌褪黑激素。

▎兩大因素影響生理時鐘：光線與重力

視交叉上核在生理時鐘的調控中，扮演關鍵樞紐的角色，而視交叉上核不僅接收光線的訊號，同時也接收了來自前庭神經系統重力的訊號。

日常生活中，小嬰兒在搖晃的搖籃中能快速的穩定情緒，並且進入睡眠；或是在行駛的公車上，持續晃動很容易使人打瞌睡。這些都是由於感知頭部位置變化的內耳前庭系統受到刺激，經由視交叉上核迴路而啟動的睡眠機制。

來自地球重力刺激的訊號，會藉由前庭神經核直接調控視交叉上核，啟動睡眠中樞使人入睡，同時增加了視交叉上核的敏感度，達到生理時鐘正常化的目的。

對於現代人的日常生活，大部分是處於靜態活動，比較少有身體的活動產生頭部位置重力變化的機會，因此前庭內耳系統調控視交叉上核迴路較少受到刺激而退化，容易因而導致生理時鐘失調的現象。

▎當時鐘基因喪失功能，腸漏症找上門

2017 年，三位諾貝爾生醫獎得主，分別是傑弗里・康納・霍爾（Jeffrey C. Hall）、麥可羅斯巴希（Michael Rosbach）和麥可楊（Michael W. Young），以果蠅作為實驗對象，比較生理時鐘異常與正常的果蠅，發現只要特定一組基因異常，就會直接影響生理時鐘的規律性，因此將這組基因命名為時鐘基因（cyclic clock gene，簡

稱 CLK），也因此確認了細胞確實有調控生理時鐘的時鐘基因存在。地球上大多數的生物體內，都有著一個看不見的生理時鐘，隨着地球的晝夜光線變化，調整體內各種的生理變化。光線變化影響時鐘基因，進而影響全身的細胞。

時鐘基因比較像是交響樂團指揮，讓樂團的所有成員依循指令，演奏出和諧的樂曲。當時鐘基因喪失功能時，就像樂團失去指揮，雖然團員還是能彈奏出樂曲，但是就容易出現搶拍、互相干擾、混亂而不協調。(1)

近來科學家在動物實驗中，將老鼠連續 4 星期，24 小時不間斷的照明，與間隔 12 小時的照明方式，發現那些 24 小時持續照明的老鼠，不僅生理時鐘混亂，而且腸道環境明顯變差。顯示生理時鐘與腸道健康有很強的關聯性，當時鐘基因喪失功能後，會直接導致腸漏症。(2)

這項研究指出，日常飲食中的毒素、病菌、病毒都會使腸道受損，要完整的修復腸道大約需要 2 ～ 5 天的時間，而這些細胞修復啟動的訊號，受到時鐘基因的影響。當缺乏日照或是夜間接收過多的藍光，都會導致時鐘基因無法正常運作，阻礙了腸道修復，致使小腸產生漏洞，形成腸漏症。

當小腸因此有漏洞時，身體就失去了第一道防線，病毒、細菌、毒素就輕易透過吸收進入了血液循環，導致後續諸多的連鎖反應，例如自體免疫疾病、大腦退化等等（請參考《疾病，從大腦失衡開始》第 31 頁）。

啟動或抑制生理時鐘的運作機制

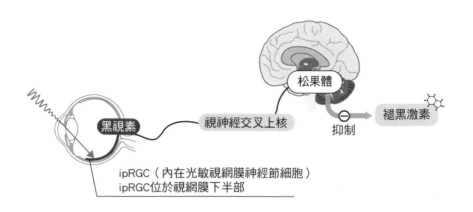

松果體

黑視素

視神經交叉上核

褪黑激素

抑制

ipRGC（內在光敏視網膜神經節細胞）
ipRGC位於視網膜下半部

光線與重力影響生理時鐘

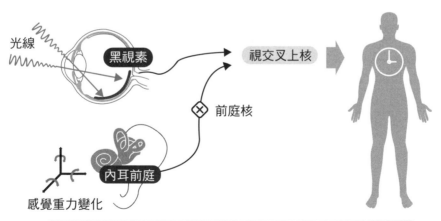

光線

黑視素

視交叉上核

前庭核

內耳前庭

感覺重力變化

視交叉上核（SCN）是控管生理時鐘的主角，而光線以及重力的訊號，是主要影響視交叉上核的兩大因子。

不僅僅是光線，也有越來越多的研究顯示缺乏重力刺激，造成生理時鐘混亂，導致腸道無法在夜間進行自我修復功能，直接影響消化道的健康，甚至引起腸躁症。背後主要的原因都是由於生理時鐘遭到破壞所引起的消化道疾病。(3)

生理時鐘此消彼長的原理

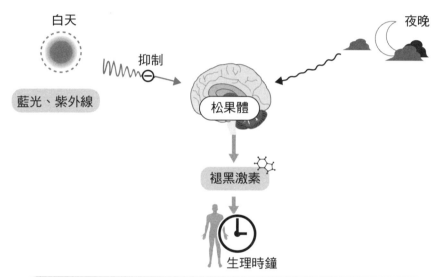

白天
抑制
藍光、紫外線
夜晚
松果體
褪黑激素
生理時鐘

 松果體主要在夜晚分泌褪黑激素，白天抑制松果體分泌褪黑激素。

▌調整生理時鐘的具體作法

從前述分享的內容得知,生理時鐘是擁有健康消化系統的重要關鍵。以下將介紹調整生理時鐘具體作法,簡單來說就是學習日行性動物的生活作息:

1. **曬太陽**:要選擇早上 9 點前的太陽和下午 4 點後的陽光。

2. **早晨不建議佩戴太陽眼鏡**:早晨避免佩戴太陽眼鏡,會阻礙光線進入眼睛。

3. **入夜後避免人造光源**:太陽下山後,盡可能避免人造光源,例如日光燈、LED 燈等。

4. **晚餐最好在天黑前吃完**:晚餐盡可能在日落前完成,睡前 3 小時避免飲食。

5. **晚上最好避開天花板由上而下的照明**:夜晚避免來自眼球上方的照明,例如天花板。光源盡量來自地面由下而上,減少光線激發位於視網膜下半部 ipRGC 的黑視素。

6. **避免半夜開燈**:盡可能保持在沒有任何光源、全黑的狀態,避免半夜開燈,如果要開燈上廁所,建議使用紅色或是橘色小夜燈,並且盡可能接近地板。

7. **室內夜間照明建議使用紅光或去藍光模式**:太陽下山後建議將室內照明改為紅光,或是使用去藍光模式。

8. **長期室內工作者可利用不同程度去藍光眼鏡調整生理時鐘**:黃色鏡片可以阻擋 50% ～ 75% 的藍光,在白天室內人造光源環境下佩戴,或是在晚上開車時可以阻擋對向來車的車頭燈照射。

橘色鏡片可以阻擋 90% 的藍光,不建議在白天使用阻擋太多藍

光，會造成白天精神不佳想睡覺，建議在日落以後剛入夜的時段到睡前 30 分鐘使用。

紅色鏡片能夠阻擋 100% 打亂生理時鐘的藍光、綠光、紫光，建議睡前 30 分鐘佩戴。

參考文獻

(1)Klarsfeld A, Birman S, Rouyer F. L'horloge circadienne à l'heure Nobel - Prix Nobel de Médecine 2017 : Jeffrey C. Hall, Michael Rosbash et Michael W. Young [Nobel time for the circadian clock - Nobel Prize in Medicine 2017: Jeffrey C. Hall, Michael Rosbash and Michael W. Young]. Med Sci (Paris). 2018 May;34(5):480-484. French. doi: 10.1051/medsci/20183405023. Epub 2018 Jun 13. PMID: 29900854.

(2)Deaver JA, Eum SY, Toborek M. Circadian Disruption Changes Gut Microbiome Taxa and Functional Gene Composition. Front Microbiol. 2018 Apr 13;9:737. doi: 10.3389/fmicb.2018.00737. PMID: 29706947; PMCID: PMC5909328.

(3)Spiegel, Brennan MD, MSHS, FACG1. Gravity and the Gut: A Hypothesis of Irritable Bowel Syndrome. The American Journal of Gastroenterology 117(12):p 1933-1947, December 2022. | DOI: 10.14309/ajg.0000000000002066

2-4 一年四季律動影響人體生理時鐘

夏天日照長，透過視黑素吸收藍光、UVA，抑制松果體分泌褪黑激素的時間也比較久；因此，夏天的睡眠時間普通較短。相對的，冬天日照時間短，褪黑色激素被抑制的時間較短，睡眠時間因此拉長。

人體每天日照時間隨四季變化縮短和拉長，因而形成了一年周期律動的生理時鐘（Circannual Rhythm）。

這也解釋了動物在白天較長的夏天性活動旺盛的原因，是由於眼睛和皮膚都接收了較多的藍光、UVA 與 UVB。

▌當心！長期日照不足和夜間過多藍光

所謂「季節性情緒失調」（Seasonal Affective Disorder，簡稱SAD），是指春夏交替時期，變得容易焦慮、狂躁、精神不穩定、失眠；秋冬交替時期，變得容易憂鬱、渾身沒力、精神不振、體重增加。

季節性情緒失調好發在高緯度、遠離赤道、缺乏日照的地區，尤其是在秋冬、春夏季節轉變時間，主要原因在於長期日照不足以及夜間過多的藍光，導致季節性失理時鐘失調，造成褪黑激素、皮質醇、血清素、多巴胺等等荷爾蒙分泌失調，以及情緒不穩定的現象。

對於日照不足的人，在季節轉換時，或多或少都有一些類似症狀，最根本解決方式就是，盡可能拉長每天曬太陽的時間，尤其是早晨9點前的陽光。在入夜後佩戴去藍光眼鏡，並且盡可能減少接觸人造光源。

視網膜上的黑視素不僅透過視交叉上核（SCN），影響生理時鐘，也可以透過連結大腦深層的外側韁核（Perihabenular nucleus，簡稱PHb）影響我們的情緒。

因此，兒童和青少年在日照不足或是夜間過度使用3C產品接觸藍光時，就容易產生情緒不穩定的問題。

建議針對季節性生理時鐘失調，可以使用市售SAD光療燈，在春夏、秋冬季節轉換時期的每天清晨9點前給予20～30分鐘，10,000Lux（勒克期，照度的單位），距離約30公分的強光照射。

Chapter. 3
享受每個呼吸的當下

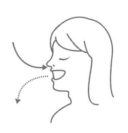

呼吸可以讓全身細胞獲得足夠的氧氣，
而透過自主控制呼吸，
可以達到改變心理狀態的目的。
例如，深呼吸能緩解壓力；
憂鬱或焦慮的人透過呼吸訓練，
可以改變大腦迴路，轉換心情；
失眠做呼吸訓練，有助於促進睡眠品質。

3-1 有氧氣的呼吸，身心健康又美麗

　　呼吸主要的目的是讓全身細胞獲得足夠的氧氣，人體可以 2 ～ 3 個星期不吃東西、2 ～ 3 天不喝水，但是，腦部缺氧超過 4 ～ 6 分鐘以上將造成永久性的腦損傷。由此可見，氧氣對於維持生命的重要性。

▎缺氧會累積自由基、製造痠痛、讓細胞快速老化

　　空氣透過口鼻經由呼吸道進入肺臟進行氣體交換，將細胞代謝後的二氧化碳與吸入空氣中的氧氣，在肺泡表面進行交換，進入肺泡中的微血管與血管中的血紅素結合後，透過血液循環將氧氣帶到身體的每個細胞。

　　當細胞中的粒線體獲得足夠氧氣時，細胞就能利用氧氣產生ATP，達成最有效率的有氧呼吸；當供氧不足，或是突然有大量消耗能量的需求時，細胞只能進行無氧呼吸來快速製造 ATP 應急，但是同時會形成乳酸堆積，於是肌肉開始感覺到痠痛，細胞也因此累積了大量的自由基。

　　粒線體的電子傳遞鏈需要氧氣與氫氣結合，在粒線體內形成水分。這種方式形成的水分是真正人體細胞製造的純水，存在於細胞內，屬於帶有負電荷的結構水，是維持細胞活化的重要關鍵。當血液中氧氣濃度不足時，無法提供粒線體足夠的氧氣時，不僅導致粒線體產生能量效率下降，同時也無法製造足夠的水分，細胞會因為缺乏水分而快速老化。

跟人類呼吸相反的爬蟲類，腦容量比較小

人類的呼吸是藉由肋間肌以及橫隔膜肌肉收縮將胸腔外擴、下拉，形成負壓而吸入空氣，當肌肉放鬆時胸腔空間變小，就會將空氣擠壓出肺臟，形成吐氣。

這個過程中，是否能有效的利用空氣撐開肺泡，增加肺泡與微血管進行氣體交換的表面積，決定了呼吸的效率。人體肺泡的表面積大約有 1/3 網球場大小，當吸氣時橫隔膜下拉 2 公分時，整個肺部容量從 2 公升提升到 3 公升。

有趣的是，爬蟲類與人類剛好相反，吐氣時肌肉收縮擠壓胸腔，吸氣時胸腔被動反彈，因此大大的限制了吸入的空氣量。科學家也推論由於這種呼吸方式限制了氧氣的取得，使得爬蟲類大腦無法發展，腦容量相對較小。

▌呼吸可由中樞調控，也可以自主控制

要活就要呼吸，如此與我們緊密相依的呼吸生理現象卻很少人特別注意而忽略其重要性。呼吸主要由位於延腦的呼吸中樞來調控，但是也可以透過自主意識的控制。

當血液中的二氧化碳濃度過高呈現酸性時，呼吸中樞感知血液 pH 值下降時，便會加快呼吸頻率以增加血液中的含氧量。相反的，當血氧濃度過高時，呼吸中樞感知血液偏鹼性，便藉由降低呼吸速度來減少血液中氧氣濃度，增加二氧化碳濃度，將 pH 值拉回中性。

如果仔細觀察，每個人大約 3 ～ 5 分鐘都大吸一口氣再快速的吐氣，這是由於肺泡塌陷到達一定數量時，血氧濃度下降，呼吸中樞感知血液 pH 值下降，便會快速啟動，藉由大力吸入空氣撐開塌陷的肺泡，這是屬於一種自我的保護機制，確保人體隨時都有足夠的供氧量。

▌透過自主控制呼吸，改變心理狀態

此外，呼吸中樞透過連結腦幹的藍斑核（Locus Coeruleus）影響了自律神經系統及我們的情緒，因此當吸氣時交感神經會比較亢奮、心跳加快、血壓上升，吐氣時激發副交感神經，心跳變慢，血壓下降。

當我們在面對壓力時，呼吸會不自主的加速，提升交感神經；相對的，在心情放鬆時，呼吸變慢，啟動副交感神經進行修復功能。

所以透過自主控制呼吸，可以達到改變心理狀態的目的。例如，在面對高壓狀態時，可以藉由深呼吸來緩解壓力；對於憂鬱症或焦慮患者也可以透過呼吸訓練，改變大腦迴路，達到轉換心情的目的；長期失眠的患者可以藉由呼吸訓練，來促進睡眠品質。

3-2 身體缺氧，健康亮紅燈

　　正常血氧濃度必須達到 98% 以上，94 ～ 98% 已經是輕微缺氧，呼吸疾病患者無法有效的獲得氧氣在肺泡進行氣體交換時，血液中的含氧量一般會下降至 92% 以下，如果低於 80% 則隨時有休克風險。在 COVID 疫情盛行期間，常見病人患有「快樂缺氧」，特徵是外表看似正常，沒有呼吸困難症狀，但是血氧濃度已經異常下降，繼而引發休克猝死的悲劇。

　　你知道有哪些情況是身體發出缺氧的訊號呢？其實，常見的頭痛、呼吸急促（每分鐘超過 30 次，正常呼吸應為每分鐘 12 ～ 20 次）、心跳加速、咳嗽、哮喘、感覺精神不佳、昏昏沉沉，以及皮膚、嘴唇、指甲顏色發紺等等，都是身體發出缺氧的警訊。

▌輕忽生理性缺氧，當心是疾病的前兆

　　常見缺氧的原因，除了肺炎、肺氣腫、氣胸等等肺部疾病；另外，還有一大部分是生理性的原因，像是因疫情長期戴口罩、慣用嘴巴呼吸、睡眠呼吸中止症、長期駝背者等等。

　　以下就簡單列舉幾項常見的缺氧現象，究竟對身體造成哪些健康危害？

1. 疫情戴口罩有健康風險：疫情期間長期戴口罩，阻礙呼吸，吸入氧氣約減少 5% ～ 20%，又重複吸入呼出的二氧化碳，很容易導

致血液呈現酸性。研究顯示，長期佩戴口罩，會引起腦部慢性缺氧，導致頭暈目眩、焦慮感上升、注意力不足中、認知功能下降等等大腦退化的跡象。(1)

2. **慣用嘴巴呼吸很不好**：長期使用嘴巴呼吸，氧氣無法有效進入下肺葉，造成長期缺氧。常見原因包括，長期過敏鼻炎導致鼻塞、肥胖、牙齒咬合問題等等。

3. **睡眠呼吸中止症患者**：近幾年，患有睡眠呼吸中止症的人口急劇增加，通常患者在早期並不會意識到自己有呼吸中止的問題。呼吸中止會造成長期缺氧，引發連鎖性的身體反應，例如睡眠品質不佳、失眠、心血管疾病、大腦退化等等。

引起呼吸中止的原因有很多，例如：肥胖或是大腦退化引起上呼吸道肌肉群的口腔及咽喉軟組織過於鬆弛、肥胖導致口腔及咽喉軟組織過度異常增生、牙齒咬合異常，或是長期舌肌肌肉張力不足阻礙呼吸通道。

4. **開胸手術患者**：開胸手術造成疤痕的軟組織沾黏，導致胸部無法擴張。

5. **長期駝背、脊椎側彎**：長期駝背或是脊椎側彎，容易因胸腔受到壓迫導致呼吸擴張不全。

▌生活日常呼吸的建議

我們呱呱落地的那一刻起，呼吸就與我們同在，但如此簡單之事，還是有人不懂得如何呼吸，以及呼吸對身體健康帶來的好處，在此提供幾項貼心的日常生活呼吸建議。

1. **保持呼吸順暢不受阻礙：**如果非必要，盡可能的減少戴口罩的時間。

2. **避免用嘴巴呼吸：**透過鼻子呼吸，避免用嘴巴呼吸。

3. **深呼吸：**記得隨時深呼吸，不僅可以減緩緊張情緒，也可以提升血氧濃度。

4. **呼吸慢而緩：**減慢呼吸速度，啟動副交感神經，會讓心情感到平靜。

5. **練習閉氣：**藉由閉氣暫時性增加二氧化碳濃度，達到放鬆的目的。

6. **增加肺活量：**根據美國紐約州水牛城長期追蹤調查研究顯示[1]，肺活量直接影響壽命的長短，人體 35 歲以後肺活量開始下降，因此不要忽略增加肺活量的重要性。可以透過輕、中度的有氧運動，例如打太極拳、跳舞、快走、超慢跑、游泳等，或是購買市售呼吸阻力練習器，藉由練習深呼吸的吐氣時增加阻力，達到增加肺活量的目的。

7. **解決呼吸阻塞問題：**如果有呼吸阻塞的問題，例如肥胖造成過多的軟組織堆積，舌肌無力或是咽喉肌肉張力不足，阻礙呼吸道的空氣流通，建議尋求耳鼻喉科、牙醫專業諮詢。

8. **睡眠呼吸中止要積極尋求治療：**不要輕忽睡眠呼吸中止的問題，如果睡眠有打鼾聲，或是睡眠不足而精神不濟的現象，就必須提高警覺，建議尋找睡眠專科門診進行睡眠生理測試。及早進行處理，例如：口腔輔具、正壓呼吸器，甚至外科手術緩解疾病的進程。

參考文獻 | (1)Schünemann HJ, Dorn J, Grant BJ, Winkelstein W Jr, Trevisan M. Pulmonary function is a long-term predictor of mortality in the general population: 29-year follow-up of the Buffalo Health Study. Chest. 2000 Sep;118(3):656-64. doi: 10.1378/chest.118.3.656. PMID: 10988186.

科學養生健康小教室

氧氣機的使用時機

氧氣機雖然提供高濃度的氧氣，但是如果血液中的含氧量不是很低，吸氧氣反而會因中樞神經監測出高濃度氧氣，因而誤認為氧氣濃度過高，使身體產生反射性的反應，於是透過末梢血管收縮來阻止氧氣進入末梢循環，造成神經缺乏氧氣供應而感到手腳冰冷、手指發麻。

因此，對於使用氧氣機必須謹慎，建議在下列兩種狀況並且經過臨床專業評估後使用：

1. 同時監測血氧濃度：長期臥病血氧濃度在 92% 以下。

2. 配合運動：運動供氧治療（Exercise With Oxygen Therapy，簡稱 EWOT）主要提供運動時高耗氧的需求，藉由運動加速血液循環，將氧氣代入循環末梢，改善糖尿病或失智症患者長期因末梢循環不佳，造成手、腳，以及大腦的細胞等循環末梢細胞缺氧的現象。

3-3 缺乏二氧化碳的過度換氣和閉氣，影響大不同

過度換氣是現代人常見的現象，但常常被忽略。發生的原因是長期壓力過大，生活緊張所引起，或是情緒失控歇斯底里。

壓力大到喘不過氣，正是過度換氣

情緒緊張時，呼吸會變得急促而短淺，導致吸入的空氣量減少。當感知吸入氧氣不足時，呼吸中樞反射性的想藉由用力吐氣來提高呼吸效率，最後吸入的氧氣減少，同時又大量的呼出二氧化碳，導致血液中二氧化碳濃度下降，嚴重時會造成鹼性中毒，以及引起臉部嘴唇、手指和腳趾發麻，或是緊張、焦慮、頭痛及頭暈、心跳加速、胸痛，甚至暈倒。

觀察長期過度換氣的患者，會具有頸部前方和側面的胸索乳突肌（Sternocleodomastoid muscle，簡稱 SCM），以及斜角肌（scalene muscle）肌肉肥大的特徵。這是由於患者呼吸過於急促，無法利用肋間肌以及橫隔肌來擴張胸腔，反而藉由上述兩條頸部肌肉拉高鎖骨，試圖將胸腔往上抬來代償，長期的肌肉收縮造成肌肉肥大的現象。臨床上，比較好發於女性，由於容易焦慮，身材也比較消瘦。

▌過度換氣自救 DIY

1. 緩解急性發作：急性發作時，可以對著密封紙袋呼吸緩解。由於重複吸入所呼出在紙袋內的二氧化碳，會使身體的二氧化碳濃度升高。

2. 深呼吸：提醒自己隨時深呼吸，練習腹式呼吸、靜坐、瑜伽都會有幫助。

3. 減輕壓力：找出生活中壓力的來源，並且做出調整來減輕壓力。例如減少工作量、運動、多休息，以及調整好人際關係等等。

▌刻意閉氣增加身體的耐受度

在高海拔地區生活的人，因空氣較為稀薄，長年處在缺氧的環境下，會藉由增加紅血球攜氧能力，以及提高每次吸入空氣增加肺活量來克服不利的外界環境，同時對身體也帶來了許多好處。

常見馬拉松選手採高地訓練的方式，利用缺氧的環境來提高身體的耐受度；而一般人也可以透過經常性的閉氣訓練，達到相似的生理反應。

在正常情況下，除了呼吸中止症患者以外，無意識的呼吸只有吸氣與吐氣，並不會出現閉氣的現象，閉氣只能藉由大腦有意識的介入，在許多不同的瑜伽呼吸訓練都會刻意強調閉氣的環節。在閉氣時，由於氧氣持續消耗同時又無法獲得氧氣的情況下，就創造了生理性缺氧的狀態，血液的氧氣濃度下降，二氧化碳濃度上升。

▌閉氣訓練的健康效應

透過閉氣的訓練,對身體會有以下幾種健康功效:

1. **增強免疫力**:當身體感受到暫時性缺氧的壓力,會誘發自噬求生反應(autophage)以及細胞凋亡反應(apoptosis),增強免疫力。

2. **提高細胞利用氧氣效率**:適當的閉氣可以促進紅血球攜帶氧氣的能力,提高大腦與身體器官對二氧化碳的耐受度,細胞利用氧氣的效率也大大提升。

3. **提升認知功能**:由於紅血球攜帶氧氣進入大腦的效率提高而使腦細胞活化,提升了認知功能。另外,閉氣造成暫時性缺氧,誘發自噬反應,清除大腦堆積的類澱粉蛋白、濤蛋白,強化免疫力以及提升認知功能。

4. **增進呼吸效率及改善呼吸系統疾病**:閉氣訓練可以提升肺活量來提升呼吸效率,改善呼吸系統疾病,例如:氣喘、咳嗽、慢性支氣管炎等等。

秒掃 QR-Code!

YouTube 影片:緊張到頭暈、手腳發麻?原來是「過度換氣」惹的禍!

3-4 呼吸訓練可以緩解壓力、提升認知功能

　　呼吸訓練是促進健康最節省成本的方式，效果常常超出預期。呼吸訓練的種類繁多，可以藉由多樣化的呼吸模式訓練，打破大腦的迴路慣性，達到緩解壓力，建立新的思考模式，以及提升認知功能的目的。

　　針對特定目的可以調整吸氣、閉氣、吐氣時間，例如拉長吸氣能活化交感神經，拉長吐氣則能活化副交感神經，而拉長閉氣可以創造生理性缺氧，誘發細胞自噬的免疫反應。同時可以藉由不同的呼吸節奏，改善大腦迴路。以下提供常見的三種呼吸訓練方式，藉由不同的吸氣吐氣節奏來達到特定的目的，可以每天交替練習。

▋ 快速減壓呼吸法，適合想在短時間解壓的人

　　如果你想在短時間內快速緩解壓力時，這是一種隨時隨地都可以使用的呼吸方式，在面對壓力時能很有效的釋放壓力。

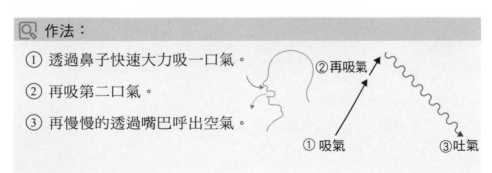

作法：
① 透過鼻子快速大力吸一口氣。
② 再吸第二口氣。
③ 再慢慢的透過嘴巴呼出空氣。

②再吸氣
①吸氣
③吐氣

冰人呼吸法，適合長期焦慮、緊張的人

又稱為 Wim-Hof 呼吸訓練，是由持續長時間浸冰水金氏世界紀錄保持人、綽號冰人的溫霍夫（Wim Hof）所發展的呼吸方式，適合緩解改善長期焦慮、緊張、憂鬱等等精神狀態不佳的族群。

冰人呼吸法常會配合浸冰水或是洗冷水時所使用的呼吸方式，但是也可以單獨使用。冰人呼吸法在練習過程中，可能會因為過度換氣而感到手腳發麻或是頭暈，初學者可以採取平躺的姿勢練習，藉由打破日常呼吸慣性，改變大腦迴路。

🔍 作法：

① 鼻子大力快速吸氣，嘴巴快速吐氣，連續 30 次。

② 接著閉氣 30 ～ 60 秒，或是自己可以忍受的時間。

③ 鼻子快速大力吸滿一口氣後，閉氣 30 ～ 60 秒，或是自己可以忍受的時間。

重複①～③，3 ～ 5 次。

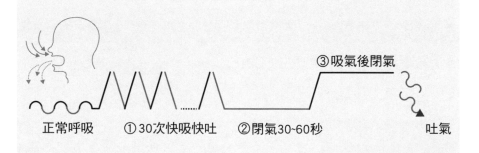

正常呼吸　　①30次快吸快吐　②閉氣30~60秒　　③吸氣後閉氣　　吐氣

箱式呼吸法，適合有失眠困擾的人

箱式呼吸法（Box Breathing）相對簡單，對於緩解壓力和促進睡眠效果極佳，適合長期失眠困擾的族群。

🔍 **作法：**

① 鼻子吸氣 4 ～ 5 秒。

② 閉氣 4 ～ 5 秒或更久。

③ 鼻子或嘴巴吐氣 4 ～ 5 秒或更久。

④ 閉氣 4 ～ 5 秒。

重複 ① ～ ④，3 ～ 5 次甚至更多。在睡覺平躺時，重複練習直到入睡。吸氣、閉氣、吐氣，可以訓練拉長超過 5 秒。

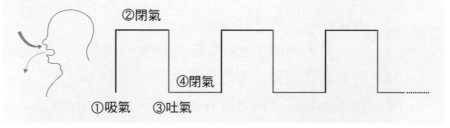

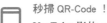

秒掃 QR-Code ！
YouTube 影片：你是否常常喘不過氣？教你利用呼吸，緩解焦慮、抗憂鬱、幫助入睡！

參考文獻

(1)Vainshelboim B. Retracted: Facemasks in the COVID-19 era: A health hypothesis. Med Hypotheses. 2021 Jan;146:110411. doi: 10.1016/j.mehy.2020.110411. Epub 2020 Nov 22. Retraction in: Med Hypotheses. 2021 May 12;:110601. PMID: 33303303; PMCID: PMC7680614.

(2)https://my.clevelandclinic.org/health/diagnostics/22447-blood-oxygen-level

Chapter. 4

生命的答案：
結構水知道！

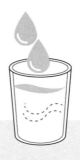

粒線體電子傳遞鏈產生能量的過程中，
在人體內形成了水的第四種狀態，
也就是堪稱最純淨的結構水。
液態水晶體結構造型的結構水，
能接收各種高低頻率電磁波，
成為身體接收外界環境中
各種電磁波及信息最好的天線。

4-1 水不只是水

人體 70% 是由水組成，如果以分子比例計算，身體每 100 個分子組成中有 98 ～ 99 個分子是水分子。水分子大小只有 0.27nm，大約只有 DNA 橫斷面（2nm）的 1/8 大小。

▌不可缺少的運輸者

水分子具有極其細微的特性，因而能填滿各種組織細胞內外以及細胞胞器內部如粒線體、細胞核等等的空間，一般被稱間充質（matrix or mesenchyme）。長久以來，間充質被認為只是充滿水分毫無作用而嚴重忽視。殊不知，這些間充質的水分，在細胞正常運作時扮演重要角色。

例如在微血管末梢，血紅素依靠充間質的運送來完成氧氣與二氧化碳的氣體交換；亦或神經末梢突觸間訊號傳遞並非直接相互接觸，甚至神經突觸釋放出神經傳導物質，都必須藉由間充質來運送。另外，細胞間各種訊息、電磁波的傳遞也是藉由這些水分來的傳導。

▎細胞內的水分子好比人體電池

原子利用化學鍵相互結合形成分子，化學鍵代表以引力的形式將兩個原子結合在一起的力量。

當化學鍵受到破壞，原子間的引力消失，便會釋放出以光子與電子形式存在的能量。同樣的，光子帶著能量作用在化學鍵時，便會增強原子間的引力、甚至能讓更多的原子結合，形成聚合物。

這種現象存在於生物細胞的水分子，透過陽光中的紅光及近遠紅外線的照射，讓不同的水分子以氫鍵的形式相互結合，形成帶負電荷的板塊立體排列結構，被稱為結構水。

帶短波長能量的紫外線光子撞擊結構水時，板塊化的結構水便會釋放出電子，提升了負電荷的極性。從這種結構水帶負電荷的現象，被視為人體的電池，經過陽光照射就形成水分子間氫鍵形式進行充電。

人體內的生理運作不能只靠粒線體所產生的能量（ATP），還需要帶負電荷的結構水參與其中。例如：紅血球穿透微血管，除了依靠心臟壓縮的推力，水分子負電荷特性讓血管內壁與紅血球產生極性相互排斥力量，提供了另一種紅血球的推力。

秒掃 QR-Code！

YouTube 影片：水的第四種狀態：結構水，越喝越健康的水！

經太陽照射的結構水，成為人體最佳電池

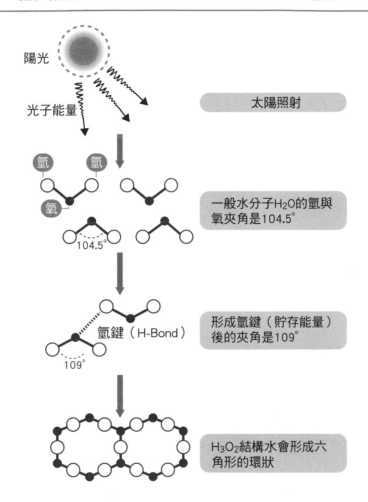

陽光

光子能量

太陽照射

一般水分子H_2O的氫與氧夾角是104.5°

氫

氫

氧

104.5°

氫鍵（H-Bond）

形成氫鍵（貯存能量）後的夾角是109°

109°

H_3O_2結構水會形成六角形的環狀

水分子間經陽光照射激發出氫鍵（H-Bond），並藉由氫鍵連結形成結構水，成為人體最佳貯能電池。

4-2 大解密！結構水是健康指標、能量天線

　　結構水不只存在細胞，在自然界也可以找到。而結構水究竟是如何形成的？結構水可以透過地殼內部的原生水，在上升到地表過程受到擠壓、撞擊產生渦流而形成；另外，也可透過紅外線的照射，或是在接近親水性材質表面形成。

　　大自然中，早晨蓮花葉上的露珠，天上呈現塊狀的雲朵，都是因為帶負電荷的結構水，在水分子外圍聚集所形成的現象。

原生水經地殼內擠壓、撞擊，形成結構水

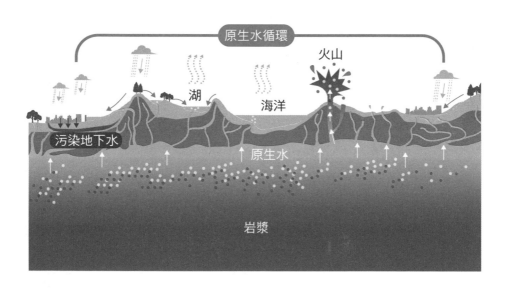

▌認識身體內的結構水

我們身體內的結構水，又是如何形成呢？

在人體，粒線體的電子傳遞鏈產生能量過程中，第 IV 個蛋白質會將氫氧結合（參見 1-5「氫離子與氧氣節形成水分子」示意圖），於是形成了體內最純淨的結構水。沙漠中的駱駝可以長期不喝水耐渴的原因也是利用相同的作用，駱駝利用自身駝峰內的脂肪轉化提供電子，再藉由粒腺體電子傳遞鏈轉換成水分子，提供細胞水分。

結構水被稱為水的第四種狀態，由美國學者傑拉德・波拉克（Dr. Gerald Pollock）所發現提出。結構水不同於一般的水分子，化學式為 H_3O_2，負電荷相互連結，呈現六角形板塊液態水晶結構的狀態，氫與氧的夾角為 109 度，而非一般水分子 H_2O 夾角 104.5 度。

生活中，可以透過 UVB 照射產生的光電效應（參見 1-1「生活中活化粒體的四種方式」示意圖 2），或是對液態水晶結構物理性擠壓產生的壓電效應（參見 1-2「幫助粒線體獲得能量四種方式」示意圖 2），都可以使結構水釋放出電子，增加結構水的負電荷極性。當身體帶有的結構水範圍或是負電荷極性增加時，也代表著身體這顆大電池被充滿電，對健康帶來極大的好處。

另外，細胞間質中的硫酸鹽（sulfate）能維持細胞間質中結構水的負電荷；同時也能附著於紅血球增強紅血球的負電荷，以及穩固血紅素避免被分解，達到增加血液流速與攜帶氧氣的效果。

因此，建議在飲食中增加含硫化物食物的攝取。例如：百合科的大蒜、蔥，以及十字花科的高麗菜、大白菜、白蘿蔔等等，可以穩定維持身體內結構水負電荷。結構水也可以藉由直接飲用的方式來補充，自然界中的礦泉水就是一種常見的結構水，利用水中的礦物質更能增強負電荷。

▌結構水越多，身體越健康

結構水帶負電荷的特性，在細胞的各種運作中扮演了極其重要的角色。結構水在所處的組織、細胞邊緣、各種胞器、粒線體等等都形成負電荷的極性。帶負電荷結構水的多寡決定了細胞的導電度，當導電程度增加時，代表著細胞運作變得更有效率，細胞活化也獲得提升。

當身體透過飲食或是外界環境污染後，身體無法分解代謝的重金屬、化學藥劑等有毒物質，堆積在細胞間充質；於是，這些帶正電荷有毒堆積物，會消耗掉結構水的負電荷，導致結構水大量流失。體內組織細胞因負電荷下降，會造成萎縮老化，甚至死亡。[1][2][3][4][5][6][7]

▌接收信息的天線與儲存記憶的工具

基本上，結構水呈現液態水晶體的狀態，水晶狀幾何結構是由於在帶負電荷極性環境中，氫與氧結合而成的有次序的排列（見右頁圖）；而之所以呈現液態，是由於結構水本身帶有水分子的液態流動性本質。

結構水 H_3O_2

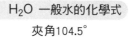

H_3O_2 結構水的化學式
夾角109°

H_2O 一般水的化學式
夾角104.5°

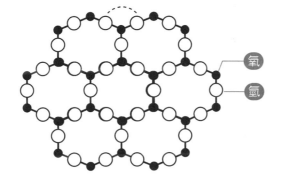

氧

氫

氧

氫

氫

結構水呈現六角形板塊液態水晶結構

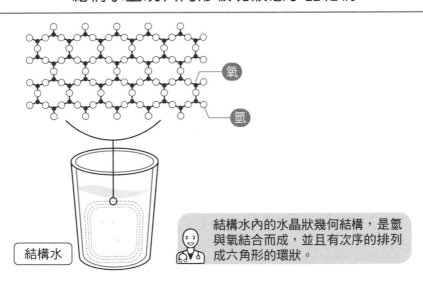

氧

氫

結構水

結構水內的水晶狀幾何結構,是氫與氧結合而成,並且有次序的排列成六角形的環狀。

結構水除了是身體細胞健康的重要指標之外，它還兼具接收訊息與儲存記憶的功能：

1. **水晶體結構造型能接收訊息：**液態水晶體結構造型的結構水，與能接收各種高低頻率電磁波的碎形天線（fractal antenna）極為相似，因此就成為身體接收外界環境中各種電磁波及訊息最好的天線。而透過身體遍布的結構水天線，身體隨時能感知外界的各種意念訊息。

2. **帶負電荷特性能儲存記憶：**液態水晶狀的結構水帶負電荷的特性，使其具有類似 CD 紀錄頻率訊息的功能，這種記憶載體的特性就形成了身體接收儲存各種電磁波、訊息、意念的重要工具。而身體所經歷的事物，便可以透過結構水的形式記錄下來，產生有別於大腦的身體記憶，例如身體在某種特定的情境下會產生不自主的反應，就是一種身體記憶被喚醒的現象。

▌結構水也會記錄身心創傷

受創的組織細胞結構水，也會記錄當時頻率所形成的記憶，這部分的細胞會啟動自我防衛機制，將受損區域以形成疤痕的方式包圍（barricade），限制創傷頻率外擴到全身。癌細胞也具有這種自我防衛機制，導致外部免疫細胞無法入侵破壞它的完整性。

心理創傷也有類似機制，受創時的頻率會被存取在結構水中，並且擴散至全身訊息網路，大腦神經系統接收訊息後，透過內分泌系統、自律神經系統，做出配套的生理反應，例如焦慮、呼吸急促、心跳加速、血壓上升等等交感神經亢奮反應。

遭受重金屬、污染物入侵的細胞會變得萎縮

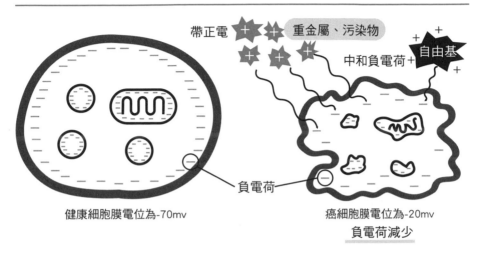

帶正電　重金屬、污染物

中和負電荷　自由基

負電荷

健康細胞膜電位為-70mv

癌細胞膜電位為-20mv
負電荷減少

> 帶正電的重金屬、污染物及自由基，消耗了細胞的負電荷，造成細胞的負電荷極性下降而萎縮、老化。

水晶體結構造型的結構水

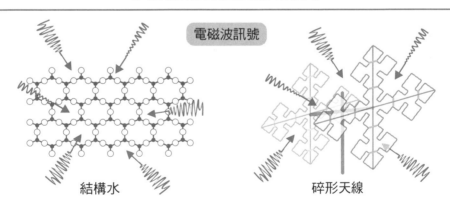

電磁波訊號

結構水

碎形天線

> 人體內的結構水具有與碎形天線幾何結構相似的特性，有利於接收電磁波訊號。

雖然事件過後身體反應逐漸平息，但是當時的頻率訊息已被記錄在身體，形成記憶傷疤。如果記憶傷疤沒有獲得妥善處理，當身體面對類似頻率時，就容易形成過激反應。

遇上膠原蛋白時，會以量子速度傳遞訊息

遍布全身的膠原蛋白，存在於全身器官組織。骨骼、血管、神經、視網膜、皮膚等等，是最常見的身體蛋白，在蛋白中包含細小的膠原蛋白纖維。

膠原蛋白纖維內部也充滿了結構水，兩者相互幫襯之下，結構水成了最佳的奈米通道（nano tubule），藉由全身膠原蛋白纖維連結相互串連，形成一種可貫穿全身快速通道的訊息網絡（見右頁圖）。

於是，各種電磁波訊號、音波頻率，藉由結構水吸收記憶後，可立即將訊息傳遞全身。一般我們會把此種訊息傳遞方式，稱為量子訊息傳遞。

結構水也是筋膜結最佳潤滑劑

包覆全身肌肉的筋膜，是主要由膠原蛋白所組成的結締組織，在全身形成一個延續完整的連結網絡。

健康的筋膜膠原蛋白附著了大量的結構水，由於負電荷極性的因素，使得膠原蛋白所組成的筋膜產生一定程度的相互排斥作用，因此，形成潤滑劑的效果大大的降低了相互摩擦的阻力，也使得筋膜能自由的彼此間滑動。

身體細胞內的結構水是量子訊息通道

膠原蛋白纖維

結構水產生大大小小
的奈米訊息通道

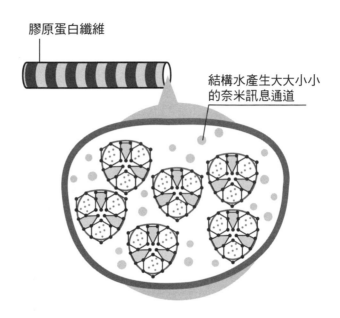

遍布全身的膠原蛋白纖維,內部充滿了結構水以及更細微的
纖維,形成了四通八達的奈米通道,快速的傳遞量子訊息。

當身體受到傷害時，受傷的筋膜組織發炎而產生大量的自由基，導致結構水喪失負電荷而大量流失，變得僵硬缺乏彈性，形成疤痕而無法滑動；同時，也導致能量和訊息傳遞受到阻礙，形成斷點，(9)(10) 例如中醫常見到的各種經絡阻塞、氣血不暢所導致的各種疼痛或疾病，還有靜坐修行者接收訊息產生阻礙等等。

▌增加體內結構水的方法

從前述內容我們理解到結構水的多寡，直接影響細胞的電子傳導速度，當細胞傳導電子效率變佳時，也代表細胞各種代謝能力提升、活性增加，以下提供幾種增加體內結構水的方式：

1. **接近大自然綠色植物**：綠色植物的葉綠素不吸收近遠紅外線（NIR），會持續的把陽光中的近遠紅外線反射釋放。因此，接近綠色植物可以吸收大量近遠紅外線。

2. **曬太陽**：透過光電效應陽光中的遠紅外線，能將體內水分子轉化成結構水，使結構水擴大範圍；UVB 可以使結構水釋放電子，強化負電荷。

   義大利量子物理學家埃米利奧・朱迪斯（Emilio Del Giudice）發現 UVB 可以使結構水分子釋放電子，增強了結構水的極性，強化身體共振態的連結，增強接收外界訊息的能力，並快速的傳達到全身的每個角落。

3. **壓電效應**：透過深度按摩、運動、呼吸、咀嚼，對液態水晶狀結構水的物理性擠壓能產生壓電效應，增加負電荷的極性擴大結構水範圍。

4. **接地**：透過接地導入電子進入身體，電子結合水分子，增加了結

構水的範圍與負電荷。

5. **喝含礦物質水**：礦物質能增強結構水的穩定性，因此飲用含礦物質的水，有助於結構水水晶板塊固化穩定性。

6. **避免使用具電磁波等 3C 產品**：人體無法接收的非自然電磁波，研究也證實此類電磁波能直接影響細胞膜鈣離子通道，大量帶正電荷的鈣離子進入細胞內部，中和了細胞內的負電荷極性，造成細胞膜電位差下降，導致細胞退化。

7. **避免接觸有毒物質、重金屬、除草劑**：飲食中的重金屬和有毒物質，因肝臟無法代謝而累積在間充質，強烈的正電荷會大量消耗帶負電荷的結構水。常見於基因改造食品中的除草劑主要成分草甘膦（glyphosate，參見 8-1 章節）會嵌合在膠原蛋白上，影響結構水與膠原蛋白依附性，而造成水分流失。[8]

8. **結構水 DIY**：一般建議多飲用富含礦物質的天然礦泉水，但是也可以在家製造適合飲用的結構水。在飲用結構水時，會感到與一般水不同，含入嘴中會出現稍帶黏稠的口感，這是因為結構水具備負電荷極性所產生的效果。

> 🔍 **作法**
>
> ① 可以採用 RO 逆滲透水，確保水分子充分過濾不含雜質。
>
> ② 加入少許礦物質，例如海鹽、玫瑰鹽。
>
> ③ 再將其持續順時針（配合地球自轉方向，如果在北半球就以順時針方向攪拌；如果在南半球就以逆時針方向攪拌）攪拌形成渦流 5 ～ 10 分鐘，或是利用果汁機攪拌 3 分鐘，藉此可使氧氣與水分子產生充分結合極化的機會，形成結構水。
>
> ④ 同時可以再加上遠紅外線或是陽光照射，擴大結構水的範圍。

參考文獻

(1) Montagnier, L., Del Giudice, E., et al. (2015) Transduction of DNA Information through Water and Electromagnetic Waves. Electromagnetic Biology and Medicine, 34, 106-112.

(2) Clegg, J.S. (1982) Alternative Views on the Role of Water in Cell Function. In: Franks, F. and Mathias, S.F., Eds., Biophysics of Water, John Wiley and Sons, New York, 365-383.

(3) Antonenko, Y.N., Pohl, P. and Rosenfeld, E. (1996) Visualisation of the Reaction Layer in the Immediate Membrane Vicinity. Archives of Biochemistry and Biophysics, 333, 225-232.

https://www.jku.at/biophysics/content/e54633/e54639/e54665/

https://doi.org/10.1006/abbi.1996.0385

(4) Mollenhauer, H.H. and Morré, D.J. (1978) Structural Compartmentation of the Cytosol: Zones of Exclusion, Zones of Adhesion, Cytoskeletal and Intercisternal Elements. In: Roodyn, DB., Ed., Subcellular Biochemistry, Plenum Press, New York, 327-362. https://doi.org/10.1007/978-1-4615-7942-7_7

(5) Barry, P.H. and Diamond, J.M. (1984) Effects of Unstirred Layers on Membrane Phenomena. Physiological Reviews, 64, 763-872.

https://doi.org/10.1152/physrev.1984.64.3.763

(6) Pollack, G.H. and Clegg, J. (2008) Unexpected Linkage between Unstirred Layers, Exclusion Zones, and Water. In: Pollack, G.H. and Chin, W.C., Eds., Phase Transitions in Cell Biology, Springer Science & Business Media, Berlin, 143-152.

https://doi.org/10.1007/978-1-4020-8651-9_9

(7) Tedeschi, A. (2010) Is the Living Dynamics Able to Change the Properties of Water? International Journal of Design & Nature Ecodynamics, 5, 60-67.

http://www.witpress.com/Secure/ejournals//papers/D&NE050108f.pdf

https://doi.org/10.2495/DNE-V5-N1-60-67

(8) Samsel A, Seneff S. Glyphosate pathways to modern diseases V: amino acid analogue of glycine in diverse proteins. J Biol Phys Chem. 2016;16:9–46. doi:

(9) Bordoni B, Lintonbon D, Morabito B. Meaning of the Solid and Liquid Fascia to Reconsider the Model of Biotensegrity. Cureus. 2018 Jul 5;10(7):e2922. doi: 10.7759/cureus.2922. PMID: 30197845; PMCID: PMC6126780.

(10) Bordoni B, Escher AR, Tobbi F, Pianese L, Ciardo A, Yamahata J, Hernandez S, Sanchez O. Fascial Nomenclature: Update 2022. Cureus. 2022 Jun 13;14(6):e25904. doi: 10.7759/cureus.25904. PMID: 35720786; PMCID: PMC9198288.

4-3 補水有方，才能解身體的渴

　　我們需要水來滋養身心，水之於人類的重要性，從諸多醫學研究已經可以得到證明，因此補充水不是口號，而是必須落實在日常生活之中的養身重點。

▍補水最有效率的方法

　　我認為補水的建議，不僅僅是過去一般所倡導的一天 8 大杯水，還應該搭配以下方式，讓身體補水效率更佳：

1. **飲用含有各種微量元素、鈉、鎂鈣等礦物質的水**：大自然的水富含礦物質，人體能快速吸收代謝，對於消化系統、心血管系統，甚至精神狀態都有益處。不建議長期飲用自來水、蒸餾水或是 RO 逆滲透水。如果無法取得優質的礦泉水，可以將 RO 逆滲透水加入少量富含礦物質的玫瑰鹽替代。

2. **用鼻子呼吸**：長期使用嘴巴呼吸容易導致身體缺氧，當氧氣供應不足，粒線體就無法充分利用氧氣結合氫離子形成水分子，同時產生 ATP 的效率也下降。

3. **多活動身體**：活動身體可以刺激筋膜獲得水分。潤滑的筋膜不僅使得彼此間滑動順暢沒有阻力，也能讓筋膜網路透過液態結晶結構水的電子傳遞與量子通訊不受阻礙，更能達到共振狀態。

4. **避免飲用重複加熱沸騰的水**：重複燒開的水，又稱為千滾水，由於反覆的蒸發過程，造成水分子（H_2O）的比例下降，氘水（D_2O）的比例升高。氘是氫的同位素，氘又稱為重水，在粒線體電子傳遞鏈產生 ATP 過程中，氘離子（Deuterium）會阻塞氫離子通道，導致 ATP 產出效率下降。長期飲用氘含量過高的水會導致罹癌風險升高（請參閱我第一本著作《疾病，從大腦失衡開始》第 134 ～第 136 頁）。[1]

5. **不喝自來水與地下水**：自來水由於經過消毒淨化處理，含有氯化物、氟化物；地下水容易含有重金屬、生物荷爾蒙及其他環境污染物，這些有毒物質都會降低人體結構水的負電荷。

6. **照射紅光和遠紅外線**：紅光和遠紅外線會使結構水範圍擴大、負電荷增強，粒線體的導電效率提高，產生 ATP 的效率也跟著提升。

7. **避免藍光和人造電磁波**：藍光和人造電磁波的頻率會破壞結構水，造成負電荷下降；同時，粒線體的功能也會跟著下降，導致粒線體製造水分子的能力效率不佳。

8. **按摩或做瑜伽**：按摩或瑜伽讓身體深層擠壓，能夠促進筋膜釋放玻尿酸，吸引更多的水分潤滑筋膜。研究指出，玻尿酸的釋放也有抑制疼痛的功效。[2]

參考文獻

(1)Jandova J, Hua AB, Fimbres J, Wondrak GT. Deuterium Oxide (D2O) Induces Early Stress Response Gene Expression and Impairs Growth and Metastasis of Experimental Malignant Melanoma. Cancers (Basel). 2021 Feb 3;13(4):605. doi: 10.3390/cancers13040605. PMID: 33546433; PMCID: PMC7913703.

(2)Stecco C, Stern R, Porzionato A, Macchi V, Masiero S, Stecco A, De Caro R. Hyaluronan within fascia in the etiology of myofascial pain. Surg Radiol Anat. 2011 Dec;33(10):891-6. doi: 10.1007/s00276-011-0876-9. Epub 2011 Oct 2. PMID: 21964857.

認識筋膜的三大功能

人體的三大網路系統,包括:循環系統、神經系統,以及筋膜系統。一般人對於循環系統與神經系統的功能和運作比較熟悉,對於筋膜系統的認知,一直被認為只是固定身體的各個器官,避免身體晃動時產生位移的結締組織而已;但是近幾年,越來越多針對筋膜的研究發現,其重要性遠超過預期。[1][2]

三大網路系統中,循環系統透過血管、淋巴管,將血液、淋巴液中的養分,運送到全身各個組織,並且回收各種代謝物。

神經系統由大腦中樞神經主控,在神經網路利用電子與神經突觸間的神經傳導物質,完成訊號輸出以及輸入大腦的完整迴路。

筋膜系統則是穿透全身內外的訊息網路連結系統,對人體主要有三大功能:[3]

1. **穩固各個器官組織**:包覆全身器官組織,穩固各個器官組織在身體的位置,不會因劇烈晃動而產生位移。

2. **支撐全身的動作連動張力平衡達到最低能量耗損**:根據史蒂芬·萊文(Stephen Levin)所提出「生物張力共構理論」Biotensegrtity),筋膜包覆全身骨骼肌肉軟組織,形成了一件具有彈性包覆全身類似緊身衣的構造。筋膜的包覆不僅僅在體表,同時也包覆了體內大大小小的組織。

筋膜纖維以螺旋狀的方式聚集成筋膜，當身體的任何一個動作就會對筋膜產生張力，進而拉扯到身體其他部位，產生相對應的反作用力，力量因而分散到全身。在筋膜內部纖維也透過本身大大小小螺旋彈簧來抵消外力，使身體在產生動作的過程都是在最省力的狀態。

張力共構的概念被應用在許多的建築，鋼索吊橋就是常見的例子，透過內部螺旋走向的鋼索，在各種不同方位鋼索分擔吊橋所承受的各種外來壓力。

3. **傳遞能量與量子訊息，並將接收訊息散布全身：**透過立體蜘蛛網狀遍布全身相互連結的筋膜，以及附著在筋膜內外的結構水，形成了貫穿全身四通八達的量子通道網路，傳遞各種頻率能量，也是就中醫的經絡系統的氣。

在筋膜血管神經密集處，幾乎和經絡的穴道位置相吻合。筋膜網路不僅能量傳遞同時，也傳遞了各種量子訊息，將各種接收意識訊息散布全身。(4)(5)(6)

筋膜、纖維以螺旋狀排列

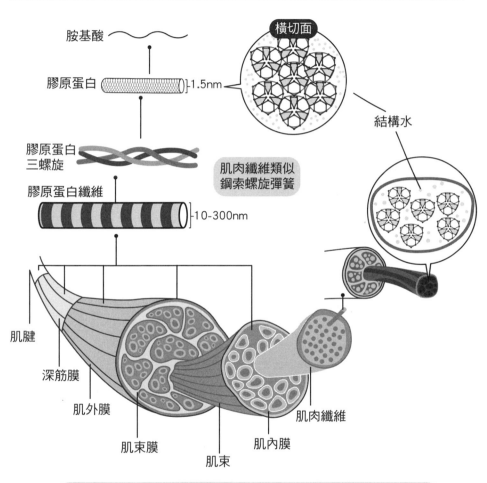

胺基酸

膠原蛋白 ⊢1.5nm

橫切面

結構水

膠原蛋白
三螺旋

肌肉纖維類似
鋼索螺旋彈簧

膠原蛋白纖維 ⊢10-300nm

肌腱

深筋膜

肌外膜

肌束膜

肌束

肌內膜

肌肉纖維

結構水充斥在筋膜系統的內外空間，形成四通八達的量子通道。

筋膜宛如張力共構支撐全身

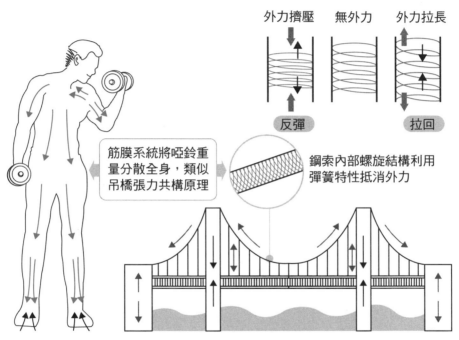

外力擠壓　　無外力　　外力拉長

反彈　　　　　　　　拉回

筋膜系統將啞鈴重量分散全身，類似吊橋張力共構原理

鋼索內部螺旋結構利用彈簧特性抵消外力

跨海大橋利用張力共構原理，分散外力衝擊

當身體受力時，藉由筋膜系統張力共振原理以及從外到內的螺旋排列結構分散力量，避免過度衝擊局部組織。

參考文獻

(1) Fede C, Pirri C, Fan C, Petrelli L, Guidolin D, De Caro R, Stecco C. A Closer Look at the Cellular and Molecular Components of the Deep/Muscular Fasciae. Int J Mol Sci. 2021 Jan 30;22(3):1411. doi: 10.3390/ijms22031411. PMID: 33573365; PMCID: PMC7866861.

(2) D. Blotter, Y. Huang et. al. The fascia: Continuum linking bone and myofascial bag for global and local body movement control on Earth and in Space. A scoping review. REACH, Volumes 14–15, 2019, Article 100030

(3) Bai Y, Wang J, Wu JP, Dai JX, Sha O, Tai Wai Yew D, Yuan L, Liang QN. Review of evidence suggesting that the fascia network could be the anatomical basis for acupoints and meridians in the human body. Evid Based Complement Alternat Med. 2011;2011:260510. doi: 10.1155/2011/260510. Epub 2011 Apr 26. PMID: 21584283; PMCID: PMC3092510.

(4) Bordoni B, Lintonbon D, Morabito B. Meaning of the Solid and Liquid Fascia to Reconsider the Model of Biotensegrity. Cureus. 2018 Jul 5;10(7):e2922. doi: 10.7759/cureus.2922. PMID: 30197845; PMCID: PMC6126780.

(5) Bordoni B, Escher AR, Tobbi F, Pianese L, Ciardo A, Yamahata J, Hernandez S, Sanchez O. Fascial Nomenclature: Update 2022. Cureus. 2022 Jun

(6) Bordoni B, Marelli F, Morabito B, Sacconi B. Emission of Biophotons and Adjustable Sounds by the Fascial System: Review and Reflections for Manual Therapy. J Evid Based Integr Med. 2018 Jan-Dec;23:2515690X17750750. doi: 10.1177/2515690X17750750. PMID: 29405763; PMCID: PMC5871034.

Chapter. **5**

頻率的科學養生

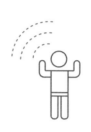

可以說人體內的結構水就是天線，
讓我們可以感知——
宇宙能量、地球磁場、萬物能量場、
集體意識、情緒、聲音、傳統道家的魂魄，
以及手機、Wi-Fi、藍芽等各種人造電磁波，
這些頻率不同的電磁波，
會透過筋膜網路系統散布到全身，
讓我們可以感受到不同氣場的氛圍。

5-1 光波、電波、氣場的頻率科學

　　在我們的生活維度中，充滿各種不同形式的能量，例如不需要介質來傳導宇宙中穿梭自如的電磁波，或是需要介質的機械波，例如聲音。我們每天浸淫在各種頻率的電磁波中，然而看得到的可見光頻率，只占所有電磁波不到 1%，其他大部分的頻率都是肉眼看不到的。

　　人身處在地球上，可以感知到哪些帶有不同能量的波光呢？舉凡聲音、情緒、舒曼波（讓腦波與地球的心跳共振，詳細請參閱《疾病，從大腦失衡開始》第 181 至 183 頁）、地球磁場、集體意識、形態形成場（morphogenic field）、傳統道家的魂魄，以及各種人造電磁波，例如：手機、Wi-Fi、藍芽、收音機無線電波等等。

▌身體有特定接收器，能感知聲光、訊息 (3)(4)(5)

　　為何前述有些電磁波有人能敏銳感知，但有些人卻毫無感覺呢？這是因為不同能量頻率的波必須有相對應的接收器，才能接收特定能量頻率的訊息，就好比收音機要將天線調到特定頻道才能將訊息接收。

　　以聲音為例，人類可以接收音頻範圍約為 20 ～ 20000Hz，不同頻率的音波經由耳朵振動耳膜，再藉由聽骨將音波導入螺旋狀的耳蝸，不同的音頻就會由不同位置的耳蝸毛細胞接收，轉化為電子脈

衝訊號，經由聽神經進入腦幹，再經由大腦將訊號轉譯成我們所能理解的聲音。由於低頻長波長的音波能穿透度較深，高頻短波長的音波穿透性較差。因此，一般聽力退化時，對於高頻的尖銳聲音接收較為困難，所以對聽力受損的人提高講話分貝效果有限，反而透過放慢講話速度，以及較低沉的聲音效果更好。

又例如，可見光透過視網膜上的椎狀和柱狀細胞接收轉換成電子訊號後，透過視神經傳遞到大腦產生視覺，讓我們能「看」到周遭的世界。

前面第四章所提到的，人體體內液態水晶體結構水六角形立體結構就是一種很重要的天線，可以接收各種不同頻率的電磁波信息，再透過筋膜網路系統散布到全身，讓我們可以感受到意識以及不同氣場的氛圍。

就好比，與人的眼神交會產生意識的交流；在廟宇、教堂裡，感知到莊嚴的氣場；在醫院中，感知到焦慮恐懼的氛圍；在接近某位巨星名人，也可以感受到強大的氣場。

各種頻率的電磁波光譜

| 紫 | 藍 | 綠 | 黃 | 橘 | 紅 |

幅射種類 波長(m)							
無線電 10^3	微波 10^{-2}	紅外線 10^{-5}	可見光 0.5×10^{-6}	紫外線 10^{-8}	X射線 10^{-10}	伽馬射線 10^{-12}

人類肉眼可看到的可見光，在寬廣的電磁波光譜中，只占很小的一部分。

科技生活充斥著人造電磁波

人類在發明電之前，生活中只有自然界所發出的電磁波，沒有接收人造電磁波的經驗。但隨著科技的發展，生活中充滿了人造電磁波，包括了人造光源、手機、平板電腦、家電、衛星通訊、藍牙耳機，以及各種無線穿戴裝置。

高科技充斥的現代生活，與一百多年發明電燈之前，電磁波數量可能遠遠超過百萬倍以上。

人類的基因設計，適合生活在自然界電磁波環境，現代生活讓人體籠罩在人造電磁波的照射中，享受了科技的便利性，但是忽略了人造電磁波對人體身心健康產生的壓力與各種的文明病。

從演化的角度，或許人類的基因也不得不對新的環境做出適應調整，否則很有可能會像恐龍因地球環境改變而造成滅絕的災難。

非立即性傷害猶如溫水煮青蛙

不過，對於人造電磁波對人體有害的說法，大部分的專家，包含3C產品製造商，長久以來都抱持著否定的態度。

這一派的立論基礎在於：大部分的電磁波並不會像食物放在微波爐內，短時間高強度的讓水分子受到微波震盪而產生熱效應。但是，就算絕大部分的電磁波不會產生立即性可見的傷害，卻忽略了相對微觀的非立即性傷害，就像溫水煮青蛙，雖無立即危險，但時間一久就可能造成長遠的影響。

這些微觀的傷害現象，包含：因為人造電磁波能打開鈣離子通道，大量鈣離子流入細胞，會造成細胞膜電位差下降；研究也顯示，接近 wifi 20 分鐘就會造成結構水負電荷極性下降 15～20%。

這些影響下，長期處在人造電磁波壓力下的人，體內會產生大量自由基，消耗掉結構水的負電荷導致細胞膜電位下降；可以簡單的理解為細胞電力不足，細胞活性下降，粒線體產生 ATP 的能力下降。造成現代人過動症、癌症、自體免疫疾病、糖尿病、高血壓代謝症候群等等各種常見疾病都與此有關，而這些疾病在一百年前，都屬於罕見疾病。

▌避免電磁波的具體生活建議

生活環境中，電滋波可說是無所不在，以下分享幾個方式，讓你擺脫電磁波的威脅與危害：

1. **多接觸大自然**：曬太陽、接地、接收大自然的聲音等等，讓身體充分接收大自然的電磁波。
2. **避免接觸人造電磁波**：減少接觸人造電磁波的機會，例如：減少 3C 產品使用時間，減少虛擬世界，以及增加與真實世界的互動。
3. **使用有線產品**：減少無線產品，例如：有線耳機、使用連線桌機電腦，盡可能避免使用無線平板電腦。
4. **睡覺要關機**：睡覺時，建議手機、wifi 都關機。
5. **避免使用過多的電器產品。**
6. **使用防電磁波產品。**

▋ 人造光源造成罹癌人口上升、免疫力下降

1897 年的電燈發明，改變了人類夜間休息的生活模式，人類的生理時鐘開始被嚴重破壞，隨著日夜作息紊亂，從此罹癌人口比例逐年上升。

在 1993 年，藍光 LED 的發明，被稱為照明的二次革命，但卻也為人類帶來了二次災難。或許有其他環境因素造成罹患癌症人口上升，但是人造光源是一個很明顯的因素。[1]

藍光的影響多不勝數，比如：減緩細胞粒線體產生 ATP 的效率，造成供應細胞能量不足，影響細胞的正常運作；使得細胞釋出自由基，導致細胞因過度氧化而加速老化；夜間 LED 照明阻礙松果體在夜間分泌褪黑激素而直接打亂生理時鐘，導致長期睡眠品質不佳，缺乏深度睡眠，免疫功能下降；閃爍的藍光造成控制孔收縮睫狀肌持續性一收一放，造成肌肉疲乏，導致兒童近視。[2]

▋ 避免人造光源的具體作法

人造光源會擾亂生理時鐘、影響荷爾蒙分泌，對健康造成危害，以下分享幾個避免人造光源的具體方法：

1. **最好能引進自然光**：室內採光最好能多利用自然光源。
2. **佩戴去藍光眼鏡**：在室內人照光源環境下，白天使用黃色鏡片去藍光眼鏡，晚上使用橘色或是紅色鏡片去藍光眼鏡。

3. **多到戶外曬太陽：** 白天避免長期待在室內，盡可能找時間到戶外曬太陽，即使是陰天，也有益於調節生理時鐘。

4. **選擇非 LED 照明：** 室內選擇非 LED 照明，並且加強紅光比例。入夜後，以紅光為主要照明光源。

參考文獻

(1)Znaor A, Lortet-Tieulent J, Laversanne M, Jemal A, Bray F. International testicular cancer incidence trends: generational transitions in 38 countries 1900-1990. Cancer Causes Control. 2015 Jan;26(1):151-8. doi: 10.1007/s10552-014-0486-z. Epub 2014 Nov 12. PMID: 25388800.

(2)Menéndez-Velázquez A, Morales D, García-Delgado AB. Light Pollution and Circadian Misalignment: A Healthy, Blue-Free, White Light-Emitting Diode to Avoid Chronodisruption. Int J Environ Res Public Health. 2022 Feb 7;19(3):1849. doi: 10.3390/ijerph19031849. PMID: 35162871; PMCID: MC8835293.

(3)https://www.cancerresearchuk.org/health-professional/cancer-statistics/incidence/all-cancers-combined#heading-One

(4)Popp FA. Properties of biophotons and their theoretical implications. Indian J Exp Biol. 2003 May;41(5):391-402. PMID: 15244259.

(5)Chang JJ. Physical properties of biophotons and their biological functions. Indian J Exp Biol. 2008 May;46(5):371-7. PMID: 8697622.

5-2 跨時代的新發現：生物電流

　　當細胞活動時都會被記錄到特定形式的電流，稱為生物電流（Bio electricity）。我們可以將生物電流理解成電腦的指令，細胞就像是台接收指令的電腦，當接收到特定指令（生物電流）時，細胞就會執行特定的功能。

　　生物的胚胎細胞在進行分化時會依照不同時間呈現不同形成的生物電流（指令），而不同的生物電流（指令）也會影響胚胎細胞後續的發展。

　　科學家發現，模仿特定形態的生物電流，對胚胎細胞給予所模仿的生物電流後，細胞也會發展成原本所模仿的細胞樣貌。因此透過生物電流的形式對細胞下達指令，就產生無限的可能性。如何去找出或複製生物電流，讓細胞形成各種組織器官，極有可能是成為重大突破性的醫學發展。

▌生物電流的超強生命力

　　探討生命起源的美國著名學者麥克・萊文（Michael Levin），近幾年與他的團隊利用生物電流成功的進行下列幾項有名的實驗，得到突破性的進展：(1)(2)(3)(4)

1. 模仿青蛙眼睛所紀錄到的生物電流刺激蝌蚪尾端，使蝌蚪尾部生成眼睛，長成青蛙後，尾部眼睛神經連結到脊髓，發現具有視覺功能。

2. 利用生物電流，將切成兩半的渦蟲尾端，長出另外一個完整的頭。

3. 被截肢的青蛙，只透過一次在截肢處生物電流指令，就可以在半年後長出新腿。

4. 透過生物電流，可以讓青蛙在指定的部位長出新器官。

5. 透過生物電流的指令，可以將臉部歪斜的蝌蚪，最後長成正常外表的青蛙。

6. 利用生物電流創造活體機器人的新物種。這個案例是事前先收集爪蟾蛙卵皮膚細胞，透過各種神經傳導物質，改變連通細胞內外離子通道的通透度，藉此產生特定的生物電流。細胞不必藉由基因改造，單純來自生物電流影響下聚集在一起，創造出具有集體意識和記憶的新物種。因外型、構造上是一團細胞的聚集體，與爪蟾蛙完全不同，故被稱為活體機器人（xenobot），不但能自由移動，並且有通過迷宮的能力。

▌生物電流訊號指令仍有未解之謎

經科學實驗證實，電磁波可以直接影響細胞的離子通道，改變生物電流的形態。例如：人造電磁波可以打開細胞鈣離子通道造成細胞膜電位下降，細胞活性因而降低，生物電流的特徵也受到改變。

胚胎細胞和癌細胞的細胞膜電位差距較小，比較容易因外界環境細微變化的激化而呈現不穩定的狀態，因此容易受到生物電流的訊號或電磁波干擾影響而產生變異。正常細胞相對具有較高的細胞膜電位差，不易受外界干擾，具有高度的穩定性。由此可知，在孕婦子宮內的胎兒或是罹癌患者，更需要做好電磁波的防護措施。

由上述種種證據，可以證實某種特定電磁波訊號可以在受精卵細胞形成特定生物電流訊號指令，讓胚胎細胞在這個指令下自行進行各種複雜的分裂、複製、重整，最後形成了完整的生命個體，更甚者形成獨特的外貌與性格。

然而，這個特定的指令是怎麼形成的？從哪裡來的？或許是來自我們人類無法理解的力量，或許這種信息指令可以被認為是傳統道教所指的魂魄，也可以被稱為造物者神蹟吧！

 科學養生健康小教室

生物電流的重大突破

根據生物電流的實驗結果，麥克・萊文（Michael Levin）提出了幾項推論：

1. **推翻基因學**：單純由調控生物電流訊號就可以創造新物種，這意味著顛覆過去大家對於雞生雞、狗生狗的原因在於基因的說法。

2. **挑戰物競天擇概念**：新物種不需要漫長的演化過程，就能有意識的存活在自然環境中，過去對於生物演化物競天擇的概念受到了挑戰。

3. **細胞可以完成任何事**：生物的組織、器官與外貌形體和功能執行，可以透過細胞接收訊息指令後，細胞便可以有一致性的目的相互協調分工，完成所要的外觀與功能。

4. **指令明確就能自行整合**：外在的生物電流訊息指令可以視為程式軟體，DNA 則是硬體。接近目前人工智能的概念，只需要下達指令，人工智能電腦就能自行整合完成工作。

例如：主管只要對下屬下達，「我要一杯咖啡」的指令，下屬就能依指令想辦法給主管一杯咖啡，不管是下屬自己去泡一杯咖啡，或是去咖啡店買一杯回來；換句話說，主管不需要參與每個細部運作環節，只要完成指令就可以了。在此，DNA 的角色比較像是交通工具，咖啡機、熱水、咖啡豆等等，屬於需要來完成指令的各種設備材料的硬體。

5. **特定生物電流發展成特定生物形態**：科學家利用光、藥物等等方式改變細胞離子通道或是突觸連結的電位形成生物電流形態記憶，特定生物電流發展成特定生物形態，即使是同樣的基因細胞，透過不同生物電流形態指令可以發展出完全不同的形態，例如青蛙的眼睛、心臟、皮膚等等。

參考文獻

(1)Levin M. Bioelectric signaling: Reprogrammable circuits underlying embryogenesis, regeneration, and cancer. Cell. 2021 Apr 15;184(8):1971-1989. doi: 10.1016/j.cell.2021.02.034. Epub 2021 Apr 6. PMID: 33826908.

(2)McLaughlin KA, Levin M. Bioelectric signaling in regeneration: Mechanisms of ionic controls of growth and form. Dev Biol. 2018 Jan 15;433(2):177-189. doi: 10.1016/j.ydbio.2017.08.032. Epub 2017 Dec 25. PMID: 29291972; PMCID: PMC5753428.

(3)Nanos V, Levin M. Rewiring Endogenous Bioelectric Circuits in the Xenopus laevis Embryo Model. Methods Mol Biol. 2021;2258:93-103. doi: 10.1007/978-1-0716-1174-6_7. PMID: 33340356.

(4)Levin M, Pietak AM, Bischof J. Planarian regeneration as a model of anatomical homeostasis: Recent progress in biophysical and computational approaches. Semin Cell Dev Biol. 2019 Mar;87:125-144. doi: 10.1016/j.semcdb.2018.04.003. Epub 2018 May 1. PMID: 29635019; PMCID: PMC6234102.

5-3 音波治療應用早

　　音波屬於機械波，與電磁波不同，聲音需要依靠空氣、水或是其他物質來充當介質，來傳導波所帶來的能量與信息。當波在介質中來回傳導具有一致性時，就會產生共振的物理現象。

　　共振可以產生巨大的能量，甚至造成很強大的破壞力，發明家尼可拉‧特斯拉（Nikola Tesla）在 1898 年曾經製造一台震盪器，利用蒸氣壓力造成活塞來回震盪產生波動，靠著波的共振原理造成整棟大樓晃動，後來被媒體形容這台振盪器是地震產生器。

▎音波共振穿透心靈、療癒疾病

　　在中文象形文字中治病的「藥」，上面是草，下面則是音樂的樂，代表古人已經理解利用植物與音樂來治病，其中位於下方的音樂不僅能激發植物的藥性，更能穿透心靈使人達到快「樂」的狀態。

　　主要原理在於將帶有特定頻率信息能量的藥草，利用與身體細胞產生同頻共振，將能量導入身體的特定器官、組織細胞。然而同頻共振的現象，不僅只於細胞，甚至更細微的基因層次，運用到治療疾病。

　　音波需要空腔才能達到放大的效果，例如小提琴、吉他都有空腔，讓琴弦的聲音在空腔內產生共振效應，達到聲音放大的效果。其實，在我們身體內也有類似的現象。

身體具有三個主要空腔——頭顱、胸腔、腹腔，分別與高頻、中頻以及低頻產生共振效果。身體存在各種大小的空腔，例如：臟器、血管，甚至細胞、胞器，都有相對應的音頻，能在特定的空間產生共振放大的效果。

在東方利用頌缽、擊鼓、撞鐘，在西方則是利用不同頻率音叉所發出不同音頻，藉由共振的特性貫穿全身達到身心療癒的效果。一般而言，大自然的聲音對人體能產生極佳的共振效應，例如：流水聲、風聲、雨聲、海浪拍打聲、蟲鳴鳥叫聲等等。古老的樂器採用大自然的材質所演奏出的音樂，具有比較好的人體共振效果。

▌音波如何與身體互動？

聲音的振動可以物理性擠壓在體內各個角落的液態水晶體結構水造成壓電效應，藉此產生電子，形成直流電流貫穿全身；同時，也提升了全身細胞膜電位，藉此達到活化細胞的目的。

不只如此，音波讓身體各個組織、細胞、分子產生共振頻率，當體內分子相互撞擊時，會產生遠紅外線，而遠紅外線會增加身體結構水的含量（見 4-2）。

特定的意念訊息可以藉由音波的形式進入水中，並且藉由音波上的訊息影響了水的樣貌。旦本學者江本勝一研究指出，常把受到音波訊息影響的水冷凍結冰後，在顯微鏡下，各種意念訊息會呈現出各種不同的幾何結構水晶體。

例如，每天接受正向祝福的水，會呈現對稱性的幾何結構。相反的，每天受到咒罵負面音波影響的水，就會呈現雜亂的排列（請參閱筆者著作《疾病，從大腦失衡開始》第 175 至 176 頁）。(1)

這也解釋了水與各種宗教的連結，例如：天主教和基督教的聖水，佛教道教的持咒水，藉由頌經者的意念透過聲音為載體，振盪進入水中紀錄存取。

當我們聆聽動人的演唱、教會禱告、聆聽佛號或是某個振奮人心的演講，會感到共鳴產生頭皮發麻，毛細孔張開、起雞皮疙瘩，甚至流眼淚的生理反應現象。而這些現象都是透過音波為載體，將演唱者、宗教意念或是演講者的意識訊息傳遞到身體後，藉由全身結構水的共振，將信息透過筋膜網路量子通道穿透到全身。

▌細胞發聲的發現，未來將應用在疾病檢測

當萬物在運作時必定會發出聲響，只是這些聲音往往過於細微到已經超出人類聽覺可以感知的範圍。在 2002 年，紀廉斯基（Gimzewski）教授提出細胞聲學（Sonocytology）的概念，並且在 2004 年《Nature》雜誌發表的研究指出：酵母菌細胞壁從生到死持續保持某種頻率範圍聲音的運動，透過細胞所發出的聲音頻率可以判斷細胞是否健康。

健康的細胞標準諧振頻率是 $1.8 \sim 8.2Hz$，損傷的細胞則會產生高頻的尖銳聲。細胞死亡前，會發出哀鳴的聲音，癌細胞或是病變的細胞則會製造吵雜的噪音。近幾年，科學家試圖利用細胞聲音的指紋，發展作為癌症以及其他疾病檢測的應用。(2)

參考文獻　　(1)Radin D, Hayssen G, Emoto M, Kizu T. Double-blind test of the effects of distant intention on water crystal formation. Explore (NY). 2006 Sep-Oct;2(5):408-11. doi: 10.1016/j.explore.2006.06.004. PMID: 16979104.

(2)Zandonella C. Dying cells dragged screaming under the microscope. Nature. 2003 May 8;423(6936):106-7. doi: 10.1038/423106b. PMID: 12736645.

5-4 順勢療法具驚人潛力

順勢療法（Homeopathic）是屬於一種利用頻率共振的治療方式，又稱為同類療法，最早起源於西元前 460～370 年醫學之父希波拉底所提出「以同治同」的概念，他提出對抗療法與順勢療法兩種治療疾病的策略。

對抗療法以對抗病毒、病菌、疾病症狀，將其病菌、病毒消滅，症狀壓制的概念，後續成為當今西醫的主流思維。例如：使用抗生素、止痛藥、降血壓藥、安眠藥等等，都是屬於對抗病菌、壓制症狀對抗療法的概念。

▎「以同治同」的順勢療法

不同於對抗療法，傳統順勢療法根據觀察病人的症狀，用同樣能引起類似症狀的植物或是物質為藥引，將其稀釋後讓病人服用，此種方式被稱為「以同治同」。

在 200 年前，德國醫生赫尼曼（Samuel Hanneman）發現金雞納樹皮也能引發出類似瘧疾的症狀，根據以同治同的概念，利用金雞納樹皮稀釋後來達到治療虐疾的效果。

因此，他提出，「引起類似症狀疾病的物質，具有治療疾病能力的順勢醫療概念」也就是說，透過觀察患者症狀，給予能引發類似症狀的特定物質。例如：洋蔥會使人流鼻涕、流眼淚，與某些感冒

有類似的症狀，順勢療法便可以利用稀釋後的洋蔥混合液，來治療類似症狀的感冒；咖啡會引起失眠，於是將咖啡稀釋後，利用咖啡來治療失眠。

在近代，使用疫苗的方式，其實也是融入了順勢醫療以同治同的概念，利用施打疫苗，讓低毒性的病毒進入人體，用意在於讓人體免疫系統先習慣病毒，並且產生抗體，等到真正遇到同樣病毒侵襲時，身體已經有抗體來攻擊入侵者。

順勢療法與疫苗的不同之處在於利用細菌或是病毒的能量頻率複製在水中，而不是物質形式的細菌、病毒本身。運用以同治同的概念，將引起疾病的病菌頻率，利用水為載體，攜帶進入身體後，抵消產生疾病的頻率，達到以同治同的治療效果。

▌順勢藥劑治病的關鍵

在歐美，順勢療法已經非常普及，在大型有機店都有販售小糖球或是飲品的順勢製劑，將各種頻率和訊息植入小糖球或是水的載體中，透過口服將頻率和訊息帶進身體，並與目標的組織器官產生同頻率的共振效應。

1. **頻率（frequency）**：透過觀察症狀、肌肉力量的強弱變化，或是結合經絡反應的量測機器，找出適合個人所需要的頻率，與對應的器官組織同頻率同相位的波，就能增強器官組織能量。如果是細菌、病毒、有毒物質，就給予同頻率反向波，以此抵消細菌、病毒、有毒物質所產生的波動。

2. **勢強（potency）**：勢強代表順勢藥劑的能量強度，將特定物質反覆進行稀釋，每次稀釋都需要給予搖晃。每次稀釋搖晃過程就

付予了能量，增加順勢藥劑的勢強。當稀釋越多次，代表濃度越低，但是勢強反而增加。

舉例來說，當我們把 1 滴帶有病菌的水，滴進 1000C.C. 的水瓶中稀釋，並且搖晃 100 次，再將水瓶中的水抽出 1 滴，再滴入 1000C.C. 的水瓶，再搖晃 100 次，如此重複 10 次後，檢測機器已經無法發現病菌的踪跡，但是病菌的頻率已經被複製到水中，並且在每一次的搖晃過程中，都是增強了稀釋液的勢強。

每個病人對於特定頻率所需要的勢強都不同，並不代表高勢強的頻率就是符合病人需要的。在傳統中醫草藥熬製過程也有類似的概念，例如某些草藥的組合可以補肝，代表這些草藥組所成的頻率與肝類似，透過特定形式的熬補過程，就是特定給予能量勢強的概念。

現代順勢醫療的發展與未來

近幾年來，順勢醫療運用數位科技，將頻率資訊數位化，將身體的各種器官、組織、細胞，以及細菌、病毒、環境毒素、食物、營養品的頻率，記錄在電腦中形成數據庫，這有助提升順勢醫療的精準度及執行效率。

例如在疫情期間某些國家在疫苗取得困難狀況下，也會使用數位化的順勢滴劑，透過機器記錄病毒的頻率信息，再將這些頻率信息植入水中，形成帶有病毒頻率信息水的母瓶。透過母瓶可以大量稀釋、複製，提供大眾飲用。以低成本的方式讓大眾接觸病毒的頻率而非毒的本體。儘管實際成效還未能獲得驗證，但是由此看來，順

勢醫療是一種相對平價、安全、容易執行的方式。(1)(2)(3)

　　傳統順勢醫療，以水、醋或烈酒等等液體來當載體，近幾年已經有利用貼片、光、電流、磁場等等方式為載體，甚至將藥物電子化，讓長期服用藥物的病人接收藥物的電子頻率訊號，試圖藉此減少藥物的用量與副作用。

▌順勢醫療與傳統醫學不同的四大特性

1. **量身客製**：針對個別病人客製化的特性，符合精準醫療的發展方向。

2. **物理非化學**：利用頻率，搭配各種不同的載體，增強目標組織器官的能量。頻率是唯一能穿透身體的各個角落，甚至直達細胞、粒線體、DNA透過同頻共振，直接改變目標組織器官能量狀態。

3. **低副作用**：相較於傳統藥物，藥物進入血液循環後引發全身性反應，或多或少都有副作用，順勢藥劑主要以頻率共振影響特定目標器官或組織，相對安全。

4. **符合未來科學量子意識發展趨勢**：將訊息或是意念導入載體，再透過載體影響身體意識狀態。例如：花精利用水為載體，將訊息和意念植入水中。

參考文獻

(1)Adler UC, Adler MS, Padula AEM, Hotta LM, de Toledo Cesar A, Diniz JNM, de Freitas Santos H, Martinez EZ. Homeopathy for COVID-19 in primary care: A randomized, double-blind, placebo-controlled trial (COVID-Simile study). J Integr Med. 2022 May;20(3):221-229. doi: 10.1016/j.joim.2022.03.003. Epub 2022 Mar 12. PMID: 35339397; PMCID: PMC8917006.

(2)Nayak D, Gupta J, Chaudhary A, Singh KG, Deshmukh A, Das D, Saha A, Kumar D, Kumar A, Goenka A, Mishra SK, Gupta S, Khurana A. Efficacy of individualized homeopathy as an adjunct to standard of care of COVID-19: A randomized, single-blind, placebo-controlled study. Complement Ther Clin Pract. 2022 Aug;48:101602. doi: 10.1016/j.ctcp.2022.101602. Epub 2022 May 8. PMID: 35569230; PMCID: PMC9080028.

(3)Mukherjee SK, Ganguly S, Das S, Chatterjee KK, Naskar KK, Dey S, Choudhury S, Paul A, Sarkar SS, Bhattacharyya S, Sengupta S, Alam SM, Bhattacharya P, Naskar S, Mukherjee S, Shamim S, Mandal D, Sardar S, Sarkar S, Ray B, Gole R, Dey A, Bhattacharya C, Saha S. Homeopathic Medicines Used as Prophylaxis in Kolkata during the COVID-19 Pandemic: A Community-Based, Cluster-Randomized Trial. Homeopathy. 2022 May;111(2):97-104. doi: 10.1055/s-0041-1734026. Epub 2021 Oct 29. PMID: 34715718.

Chapter. 6

親吻大地吧！

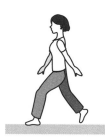

所謂的接地，就是讓身體接觸到地球表面，

如中醫所說，接收大地之氣可以調和陰陽；

而以科學的角度來說，則是將地球的電子導入體內。

只要走出戶外，赤腳踏青就可以輕鬆簡單的接地，

當身體與地球沒有電位差時，意味著身體已經充飽了，

自然不會再有電子流入身體，不會有過量的問題，

比起一般透過服用抗氧化劑營養品相對安全多了。

6-1 接地是人體最快速、最自然的充電方式

設計現代交流電供電系統而知名的發明家尼可拉‧特斯拉（Nikola Tesla）曾說過：「電給我疲乏的身軀注入了最寶貴的東西——生命的活力、精神的活力。」

接地，顧名思義就是透過人體接觸到地球表面，將地球的電子導入身體，讓身體與地球的電位達到平衡狀態。傳統中醫也強調，養生必須要接收大地之氣，透過接地可以調和陰陽。

在日常生活中，我們能走出戶外接地的機會已經少之又少，再加上周遭充斥大量使用各種電器產品所產生的電磁波，打開細胞鈣離子通道，導致細胞膜電位差下降，而當身體長期處在電磁波壓力下累積大量的自由基，也容易形成正電荷，與地球形成電位差。如果不透過接地縮小電位差，時間久了將影響身體健康。

接地的健康效應與生理反應

人體細胞的運作，基本是依靠電子的傳導在運行。不論腦波、心電圖、神經傳導測試，都是透過偵測器官活動的放電訊號來判定是否正常。

因此，可以把人體視為一個由每個細胞膜產生的電位差所組成的大電池，當各種生理運作大量消耗了電子，就隨時都需要充電，而接地是人體最快速、最自然的充電方式。

近幾年來，已經有許多研究證實接地對身體健康的幫助，像是在2020年《探索》期刊指出，接地對身體具有抑制發炎、促進睡眠、促進傷口癒合、提升免疫力、緩解壓力、緩解疼痛、促進血液循環、降低血壓、降低糖尿病患者血糖、加速運動復原時間、調節生理時鐘等等效果。(1)(2)

因此，接地對身體產生的生理反應是非常具體可見的：

1. **增加粒線體產生能量（ATP）**：粒線體利用電子為原料，在電子傳遞鏈中進行能量轉換，最後產生細胞運作所需要的能量（ATP），透過接地可以將地球的電子源源不斷的導入粒線體，提供了大量產生能量的原料，細胞產生能量的效率因而提升。

2. **增加褪黑激素，增強免疫力**：粒線體在充足的電子供應環境下，能夠使電子傳遞鏈上第四個蛋白質的細胞色素 C 氧化酶，更有效率的產生褪黑激素；同時，使其在粒線體內執行抗氧化功能，提升免疫力，並且防止粒線體老化。

3. **增加粒線體內結構水的生成**：在上述產生褪黑激素過程中，同時會使氧氣與氫離子結合成水分子，帶極性的水分子結合形成帶負電荷的結構水。人體結構水的多寡，決定了細胞健康的程度。

4. **中和自由基**：自由基除了來自粒線體產生能量的代謝過程之外，當細胞在污染物、紫外線、劇烈運動等等環境壓力下，也會產生大量的自由基。

由於自由基具有不成對的電子，極為不穩定，很容易和體內各種器官組織結合造成器官氧化，也就是器官的退化。當身體接地導入電子，透過電子來中和自由基使其電子成對，就能減少自由基

結合器官氧化的機會。

所謂的接地，就是利用身體與地球的電位差來導入電子，當身體與地球沒有電位差時，自然不會再有電子流入身體，不會有過量的問題，比一般透過服用抗氧化劑營養品相對安全。

5. 促進血液循環，提升供氧效率：紅血球中的血紅素攜帶氧氣，透過血液循環將氧氣從肺部帶到身體的每個細胞。研究顯示，當心臟停止跳動後，人體血液流動還能持續 10 分鐘，由此可知，心臟並不是唯一驅動血液循環的力量，心臟打出血液的力量並不足以克服大大小小血管所產生的阻力。因此，紅血球間以及血管壁的負電荷所產生的互相排斥現象是另一個推動血液循環的力量。

紅血球在低電荷狀態下，會像洩了氣的皮球形成扁平碟形而堆疊效應，表面積減少造成攜帶氧氣功能下降，相互堆疊造成體積過大，造成血液黏稠，血液循環效率自然變差。

當細胞長期無法獲得充足的氧氣，不能夠正常執行特定功能時，就會加速老化。透過接地導入電子後，紅血球會因極性增加呈現球形，攜帶氧氣的表面積因而增加，紅血球因負電荷增加而相斥造成流動性增加，血液循環效率提高。

不僅僅紅血球極性增加，在血管內側的結構水負電荷也因接地導入電子後增長，形成另一股推動紅血球，促進血液循環的力量。

秒掃 QR-Code ！
YouTube 影片：接地：讓地球幫身體充電！「接地氣」促進健康背後的醫學原理

接地能促進血液循環

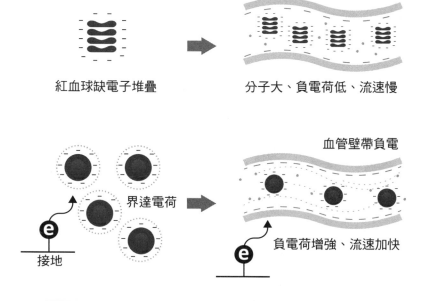

紅血球缺電子堆疊　　　　　　　　分子大、負電荷低、流速慢

界達電荷

接地

血管壁帶負電

負電荷增強、流速加快

紅自球接收電子形成界達電荷，利用界達電荷相互排斥，增加紅血球流動速度。

6-2 地球磁場影響力，看似微小卻巨大

　　地球磁場是地球所產生的一種電磁波，動物透過所偵測的地球磁場來辨別方向，例如候鳥、鯨魚，以及陸地上許多的野生哺乳類動物，都具有感知地球磁場的能力。

▌人類大腦偵測磁場能力消失了

　　研究發現，人類大腦也具有偵測磁場能力，當磁場改變時會引起大腦腦波的變化。因此，推測人類的祖先是具有偵測磁場的能力，但是現代人似乎已經喪失了這種能力。

　　科學家認為可能有兩大因素導致：其一是現代人依賴科技產品來導航定位，人腦已經不再使用這項功能；其二是過多的電磁波干擾，破壞了大腦的導航定位功能。

　　或許這也解釋了鯨魚無緣無故的擱淺在海灘，即使將他推回大海，還是回到海灘，可能就是由於海底大量的電磁波干擾所導致。(1)

　　傳統的風水勘輿利用羅盤（指南針）來偵測地球磁場方位，並結合五行八卦，大到國家地理、小到個人寢居的空間、祖先牌位擺放等等，都是具體的應用範圍。

長期身處地球磁場壓力線位置，對健康大不利

在二戰時期，德國發展建築生物學，其實就是類似中國風水勘輿探討地球磁場對居住環境影響。德國環境科學研究學者保羅·施密特（Paul Schmidt），提出地球磁場具有網格化的特性，地球表面有肉眼看不到的垂直交叉的格狀線路，形成了地球磁場壓力線（Geopathic stress）。

如果長期受到地球磁場的干擾，可能導致身體出現各種問題，例如：容易疲勞、注意力不集中、精神耗弱、情緒低落、憂鬱症、大腦退化、免疫力下降、身體疼痛、不孕，甚至癌症腫瘤。(2) 因此，透過儀器可以測量出磁場壓力線位置，住家位置以及臥室床舖都要盡可能的避開這些磁場壓力線。

地球磁場壓力形成的另一種原因是水脈波所導致。水脈波又被稱為地輻射，是地下無阻力快速流動的水流，受到地層斷裂阻擋產生撞擊所形成的電力與磁力場，因為地下水流在真空狀態下，會把所產生的能量，以輻射波的方式釋放到地表。

由於這種輻射波具有很強穿透性，造成建築物或路面斷裂，地面上的植物無法生長，會使人感到莫名的焦慮、緊張、失眠、血壓上升種種自律神經失調的現象，當搬離居住地後就不藥而癒。研究也證實，長期生活在地磁壓力上，會使心臟以及免疫系統的功能下降。(3)

網格狀的地磁壓力線，對人體形成長期壓力

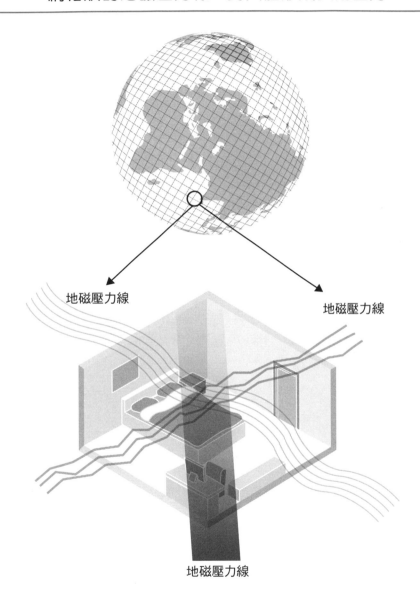

地磁壓力線

地磁壓力線

地磁壓力線

▍特定波頻或屏蔽電磁波等醫療保健產品問市

近幾年，精神科利用重複經顱磁刺激（repetitive Transcranial Magnetic Stimulaion，簡稱 rTMS）所產生的人工磁場來治療各種精神疾病，證實有一定程度的療效，例如：憂鬱症、焦慮、恐慌、失智、慢性疼痛、失眠等等。主要原理就是透過機器發出持續性強力磁場訊號，改變大腦神經細胞間的電子傳遞狀態，藉此提升大腦皮質神經元的活性。

由此可見，地球磁場也會影響大腦細胞突觸間電子傳遞，只是訊號強度太弱而受到忽略，但是如果觀察大多數人會隨著月亮的陰晴圓缺而有月周期的情緒與生理的變化，或許就是因為月球引力變化改變地球磁場，進而影響人體的生理與心理狀態。(4)(5)

最近，也開始有能發出特定波頻的電磁波強化人體細胞的保健產品，也有一些淨化磁場或是屏避電磁波干擾的產品，至於效果如何，則需要再進一步的印證。不過可以確定的是，電磁波對人體的影響已逐漸受到大眾的重視。

水脈波會造成地球磁場壓力

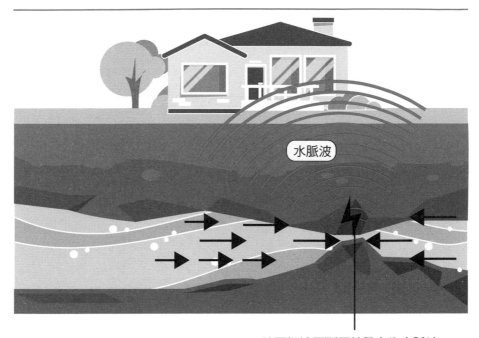

水脈波

地下河流因斷層撞擊產生水脈波

參考文獻

(1)Chae KS, Kim SC, Kwon HJ, Kim Y. Human magnetic sense is mediated by a light and magnetic field resonance-dependent mechanism. Sci Rep. 2022 May 30;12(1):8997. doi: 10.1038/s41598-022-12460-6. PMID: 35637212; PMCID: PMC9151822.

(2)Hacker GW, Pawlak E, Pauser G, Tichy G, Jell H, Posch G, Kraibacher G, Aigner A, Hutter J. Biomedical evidence of influence of geopathic zones on the human body: scientifically traceable effects and ways of harmonization. Forsch Komplementarmed Klass Naturheilkd. 2005 Dec;12(6):315-27. doi: 10.1159/000088624. Epub 2005 Dec 22. PMID: 16391480.

(3)Freshwater D. Geopathic stress. Complement Ther Nurs Midwifery. 1997 Dec;3(6):160-2. doi: 10.1016/s1353-6117(05)81003-0. PMID: 9511645.

(4)Casiraghi L, Spiousas I, Dunster GP, McGlothlen K, Fernández-Duque E, Valeggia C, de la Iglesia HO. Moonstruck sleep: Synchronization of human sleep with the moon cycle under field conditions. Sci Adv. 2021 Jan 27;7(5):eabe0465. doi: 10.1126/sciadv.abe0465. PMID: 33571126; PMCID: PMC7840136.

(5)Bevington M. Lunar biological effects and the magnetosphere. Pathophysiology. 2015 Dec;22(4):211-22. doi: 10.1016/j.pathophys.2015.08.005. Epub 2015 Sep 11. PMID: 26462435.

6-3 地球重力加持下，活化前庭覺讓身體更健康

重力的訊號主要透過本體感覺、前庭覺（掌管平衡感）以及視覺傳送到大腦，大腦會根據所接收的外界訊號，做出整合後再將訊號輸出到全身做出反應。重力訊號無時無刻的輸入大腦，就像我們認為吸到空氣是理所當然的，因而完全忽略了重力對我們的重要性。

▌大腦感知重力輸入訊號異常時

我們的基因早已經習慣地球上 1G 重力場的地心引力，從子宮內的受精卵到成人，身體每個細胞都是在地球重力場環境下進行運作。

身處失去地心引力的太空人，他們的大腦感知重力輸入訊號異於往常，必須做出調整來適應新的外界環境。經研究得知，處於無重力狀態之下的太空人，不僅改變骨骼肌肉、神經系統、自律神經系統、內分泌系統的狀態；造成肌肉張力改變、骨頭密度減少、神經迴路的反應速度變慢；導致呼吸、心跳、血壓等偏離正常值；甚至消化不良、內分泌失調而提早老化。

所以，脫離地球重力場一段時期的太空人回到地球後，就會面臨一大堆的生理異常現象，例如：生理時鐘混亂、失眠、血壓心跳異常等等現象。

從動物演化的角度，感知重力與方位的前庭系統，是所有的感覺中最早發展出來的。例如：漂浮在大海中的水母，沒有視覺以及本

體感覺，完全依靠前庭覺感知重力的方式來移動。水生動物與兩棲類動物，都依據前庭覺重力刺激的訊號進行各種生理反應。由於前庭覺屬於最原始的感覺，在人體的各種生理功能也都會有前庭覺的參與。

▌缺乏運動、過度依賴藥物，都會加速前庭系統退化

就如之前章節所提，人體頭部位置有移動或晃動時，內耳前庭細胞會偵測到頭部位置變化及移動速的訊號，並且持續傳送到大腦進行整合後，做出回應。但現代人日常生活形態，已經從過去大量的身體活動轉變為靜態的活動，為了使用手機、平板，或是看電視時能看清楚螢幕畫面，就會盡可能減少頭部的晃動，大腦因而大量減少了來自內耳前庭感知重力變化的刺激，以致產生許多的現代文明病。例如：生理時鐘混亂、自律神經失調、駝背、消化不良、認知功能下降、記憶力變差、方向感變差、情緒不穩定等等現象。

由此看來，有運動習慣的人相對健康，可能原因在於透過重力的刺激，強化前庭系統，進而活化全身各個系統。因此，如何在日常生活中增加重力刺激，也是現代人維持健康不容忽視的重要課題。

現代人缺乏重力刺激以外，過度依賴藥物的生活習慣，也是加速前庭系統退化的一大主因。許多藥物對內耳偵測重力的纖毛細胞是有毒性的，一般我們會對這些藥物歸類為耳毒性藥物（Ototoxicity Medication）。抗生素、安眠藥、降血壓藥物、非類固醇消炎藥（NSAID）、阿斯匹靈、化療藥物、抗憂鬱藥物、鎮定劑、避孕藥等等都是耳毒性藥物，長期使用耳毒性藥物不僅會破壞感知重力與方向的內耳前庭細胞，同時也破壞了內耳的聽覺細胞，導致暈眩以

及耳鳴的現象。更進一步，會加速前庭系統退化，造成大腦與身體產生各種的連鎖退化反應，例如：失智症、失眠、自律神經失調、心血管疾病、平衡感不佳、消化不良、骨骼肌肉退化、駝背等等現象。

▌日常生活中活化前庭系統的具體方法

前庭系統負責人體的運動能力和應對重力的能力，對我們的日常生活非常重要，以下分享幾個活化前庭系統的建議：

1. **養成運動好習慣**：養成運動習慣，透過全身肢體的活動以及位置的變化，增強重力的訊號刺激。

2. **服用耳毒性藥物要謹慎**：避免長期使用耳毒性藥物，很多藥物都具有耳毒性風險，使用前應該慎重考慮藥物的副作用。

3. **不宜長時間靜止不動**：如果是上班族或是電玩族，建議每 30 分鐘～ 60 分鐘起來活動筋骨，避免過長完全靜止不動的姿勢。

4. **辦公坐椅活動度越大越好**：選擇活動度較大的辦公坐椅。例如：可以升降、旋轉、仰躺等等功能。

5. **隨時變換辦公高度**：利用升降桌，隨時可變換辦公位置的高度。

6. **垂直律動機的使用建議**：可考慮使用市售的垂直律動機，藉由身體的上下移動引起的重力變化刺激本體感覺以及內耳的前庭覺，將訊號傳遞至前庭系統活化全身。不過，要避免速度過快超過前庭系統的負荷，引起暈眩不適感。

7. **執行前庭系統調校運動**（請參考《疾病，從大腦失衡開始》第 204 ～ 206 頁、第 212 ～ 213 頁）。

大腦缺乏重力變化刺激容易導致現代文明病

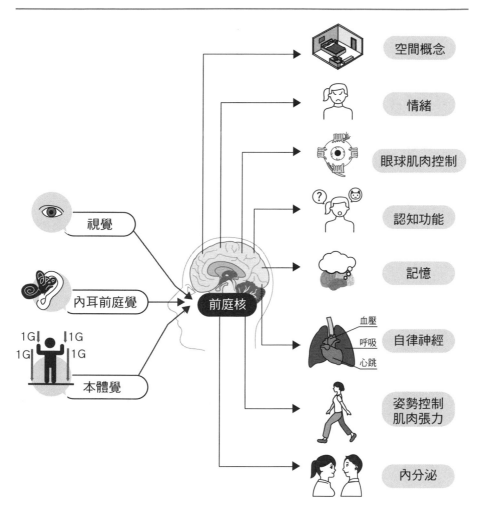

秒掃 QR-Code！
YouTube 影片：緩解暈眩、在床上就能輕鬆做的運動、緩解藥物耳毒性

7

水深火熱的試煉

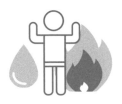

泡熱水澡、洗三溫暖等熱療，

可以激發長壽基因、緩解憂鬱、抑制發炎等好處；

洗冷水澡、浸冰水等低溫療法，

能活化粒線體、減少自由基、促進脂肪分解等等。

7-1 熱療的神奇健康功效

　　熱療（Heat therapy）是透過身體對熱產生的生理反應，達到治療效果的一種非侵入性物理治療方式。其中，包括傳統桑拿、浸泡熱水、遠紅外線桑拿等等方式。桑拿在台灣又稱為三溫暖，在北歐國家已盛行多年，尤其在芬蘭幾乎全民參與其中，並且宣稱具有各種對健康神奇的功效。

▍熱療的生理反應，與中度有氧運動極為類似

　　熱療的作用是藉由外界的高溫環境壓力下，讓身體產生各種生理反應，達到促進身體健康的目的。而其中最主要的身體反應是誘發身體的自噬反應，對身體進行大掃除。一般常見的熱療執行方式包括浸泡熱水、蒸氣浴、傳統燃燒柴火的三溫暖，或是以遠紅外線為熱源的三溫暖等方式來進行。

　　人體的體溫可以區分為皮膚表面的體表溫度，以及內臟的核心溫度。當外界環境溫度變化時，透過皮膚溫度接受器，接收體表溫度訊號，再將訊號經由脊髓上傳到腦幹，最後到達位於下視丘的體溫調控中心（Pre Optic Area，簡稱 POA），體溫調控中心再針對回傳的溫度訊號作出回應。

　　當體表溫度升高時，下視丘體溫調控中心 POA 會命令自律神經做出各種反應來散熱，像是血管擴張、流汗、心跳加快、加速血液

循環。體溫調控中心也會直接影響行為來散熱，像是體溫上升覺得累而不想活動來減少熱量產生、維持四肢外攤等等來增加表面積散熱。

體溫調控中心透過與杏仁核的連結，也會直接影響情緒。例如，稍高的溫度讓人感到放鬆，但是在溫度逐漸提升到覺得熱，就會感到驚慌、緊張、想要逃離過熱的環境。

熱療產生的生理反應，與中度有氧運動極為類似，會產生類似長期有氧運動的效果。因此，對於因肢體障礙或受傷無法參與運動的族群，單純透過熱療不運動，仍然可以獲得運動的好處，簡直是一大福音。

當細胞受到高溫環境威脅時，就會產生熱休克蛋白（Heat Shock Protein）。熱休克蛋白的主要功能是維持身體各種 DNA、蛋白質的立體結構，以及修復受到破壞結構變形的蛋白質，使其恢復原來的形狀。所以，透過熱療激發出的熱休克蛋白，可以維持肌肉纖維蛋白質的形狀，避免因為缺乏運動造成肌肉萎縮。

熱中暑的處理方式

人體體溫分為體表溫度與核心溫度兩種溫度，大腦內的體溫調節中心主要是受到體表感知的外界溫度，決定如何調整內臟核心溫度。因此，當熱中暑或是發燒時體表溫度過高，體溫調節中心會透過降低核心溫度來緩解。但是，如果在體表大面積的給予冰敷造成體表溫度急速下降，會誤導體溫調節中心（因感知體表溫度下降），增加內臟核心溫度，反而讓病情加重。

根據研究建議，最好的作法是將冰敷位置局限在手掌、腳掌以及兩側臉頰來散熱，同時也可以避免體溫調節中心得到錯誤的訊號。(14)

▌泡澡、洗三溫暖都能獲得熱療的好處

要讓熱療產生效果，先決條件是要使身體感受到壓力，才能真正激發出求生的本能反應，因此，一般讓人感到舒緩的溫度是無法達到熱療的效果。熱療的效果與執行的頻率和時間長短也有直接相關。熱療越頻繁，時間越長，效果越顯著。

人體對於外界溫度的忍受度取決於環境的濕度，濕度越低承受溫度越高，因此建議傳統三溫暖溫度為攝氏 80 ～ 100 度，紅外線三溫暖溫度 43 ～ 60 度，熱水浸泡 40 ～ 42 度。每星期 4 次，建議時間為至少 5 分鐘，能維持 20 分鐘以上效果最好，但是還是需要視個人的耐受度循序漸進，量力而為，並且記得補充大量水分。(10)(11)

如果有心血管疾病，例如高血壓、心臟病、糖尿病、中風病史等患者，建議先諮詢臨床醫師，確認身體能夠承受高溫的壓力再進行熱療。

熱療過程中會大量流汗，很容易造成脫水，以及類似運動產生的心跳加速、血壓上升、呼吸急促等等生理的壓力反應。因此，不建議懷孕或是嚴重心血管問題的患者進行熱療。

一般人如果沒有辦法進行上述的熱療方式，也可以利用市售的暴汗衣或是密不透風材質禦寒保暖的衣服，以及透過運動增加核心體溫，大量流汗後，沖洗冷水。當身體在劇烈溫度變化下產生壓力，也會產生熱療的效果。以下分享幾個熱療後的好處：

1. **激發出身體長壽基因**：長壽基因（FoxO3）具有抑制腫瘤，促進 DNA 修復，保護幹細胞以及調節免疫系統的功能。研究顯示，先天帶有兩組長壽基因（FoxO3）的人，壽命超過 100 歲的機會是正常人的 2.7 倍。在熱的壓力下，能激發出身體長壽基因的基因表現，對於延長壽命有加分的效果。研究也顯示，長期使用三溫暖，有降低死亡率延長壽命的效果。(8)

2. **降低壓力荷爾蒙**：在熱療結束後，體溫調控中心為了快速的降低核心體溫，透過腦垂體下達減少壓力荷爾蒙的命令，讓身體盡速

脫離壓力的狀態。

3. **促進睡眠**：正常人的壓力荷爾蒙在清晨含量最高，隨著時間推移逐漸減低，到入睡前為最低。但生理時鐘混亂及憂慮症族群，入睡前的壓力荷爾蒙仍然居高不下，因此，在夜晚進行熱療後，由於壓力荷爾蒙減少的關係，睡眠品質會大幅提升，憂鬱症也能得到有效的控制。

4. **大腦活化**：熱療能增加大腦多種腦源性神經滋養因子（Brain-Derived Neurotrophic Factor，簡稱 BDNF），以及多種神經傳導物質，例如腦內啡、多巴胺、血清素。(2)(3)

5. **防止大腦退化**：熱源能使大腦神經再生能力增強，增強認知功能，大腦面對環境變化的可塑性增加，降低了大腦退化、失智症的風險。

6. **緩解憂鬱心緒**：一般熱療有助於釋放腦內啡，使人疼痛感下降，釋放多巴胺使人具有企圖心和正向思維，血清素則能緩解憂鬱傾向。

7. **抑制發炎**：熱療可以抑制發炎因子，促進抗發炎因子的形成。對於長期疼痛以及關節發炎都有一定程度的緩解效果。(4)

8. **自噬反應**：在熱壓力狀態下，會誘發出細胞、粒線體的求生反應，產生了巨噬細胞體內大掃除的自噬反應。

9. **燃燒脂肪**：在熱壓力下，導致身體產生大量的自由基，進而誘發出粒線體 UCP3 解偶蛋白的解偶反應來減緩自由基的產生（參見7-4），同時也提高甲狀腺新陳代謝的機能，造成大量燃燒脂肪細胞，達到減重瘦身的效果。(5)(6)

▍醫學實證的熱療健康效應

近幾年，諸多研究也逐漸證實，熱確實有治療的效果，經研究證實的有以下：(1)(7)(9)

1. **降低心血管疾病**：研究指出每星期 2 ～ 3 次，每次 5 ～ 20 分鐘的三溫暖，心血管疾病發生率降低 27%。每星期 4 ～ 6 次，則可以降低心血管疾病風險 51%。

2. **死亡發生率降低 40%。**

3. **降低中風風險。**

4. **高血壓發生率降低 24 ～ 47%。**

5. **失智症發生率降低 60%。**

6. **排毒**：藉由流汗除排體內毒素，例如：重金屬鎘、鋁、鎳、鉛、汞等等，以及塑化劑等其他有毒物質。(12)(13)

7. **抗憂鬱**：單次核心溫度上升 1 ～ 2 度，可以產生維持 6 星期的抗憂鬱效果。

8. **促進生長激素分泌**：生長激素具有促進身體細胞修復再生功能。實驗顯示，在攝氏 80 度傳統三溫暖，每天 2 次，每次 1 小時連續 7 天，會使血液生長激素增加 16 倍。

秒掃 QR-Code！
YouTube 影片：熱水澡、三溫暖，讓你舒服簡單達到健康的方法！減重、延長壽命、幫助睡眠、減緩發炎

參考文獻

(1)Leppäluoto J, Huttunen P, Hirvonen J, Väänänen A, Tuominen M, Vuori J. Endocrine effects of repeated sauna bathing. Acta Physiol Scand. 1986 Nov;128(3):467-70. doi: 10.1111/j.1748-1716.1986.tb08000.x. PMID: 3788622.

(2)Kojima D, Nakamura T, Banno M, Umemoto Y, Kinoshita T, Ishida Y, Tajima F. Head-out immersion in hot water increases serum BDNF in healthy males. Int J Hyperthermia. 2018 Sep;34(6):834-839. doi: 10.1080/02656736.2017.1394502. Epub 2017 Nov 20. PMID: 29157042.

(3)Lõhmus M. Possible Biological Mechanisms Linking Mental Health and Heat-A Contemplative Review. Int J Environ Res Public Health. 2018 Jul 18;15(7):1515. doi: 10.3390/ijerph15071515. PMID: 30021956; PMCID: PMC6068666.

(4)Patrick RP, Johnson TL. Sauna use as a lifestyle practice to extend healthspan. Exp Gerontol. 2021 Oct 15;154:111509. doi: 10.1016/j.exger.2021.111509. Epub 2021 Aug 5. PMID: 34363927.

(5)Demine S, Renard P, Arnould T. Mitochondrial Uncoupling: A Key Controller of Biological Processes in Physiology and Diseases. Cells. 2019 Jul 30;8(8):795. doi: 10.3390/cells8080795. PMID: 31366145; PMCID: PMC6721602.

(6)Rajagopal MC, Brown JW, Gelda D, Valavala KV, Wang H, Llano DA, Gillette R, Sinha S. Transient heat release during induced mitochondrial proton uncoupling. Commun Biol. 2019 Jul 26;2:279. doi: 10.1038/s42003-019-0535-y. PMID: 31372518; PMCID: PMC6659641.

(7)Laukkanen T, Kunutsor SK, Khan H, Willeit P, Zaccardi F, Laukkanen JA. Sauna bathing is associated with reduced cardiovascular mortality and improves risk prediction in men and women: a prospective cohort study. BMC Med. 2018 Nov 29;16(1):219. doi: 10.1186/s12916-018-1198-0. PMID: 30486813; PMCID: PMC6262976.

(8)Morris BJ, Willcox DC, Donlon TA, Willcox BJ. FOXO3: A Major Gene for Human Longevity--A Mini-Review. Gerontology. 2015;61(6):515-25. doi: 10.1159/000375235. Epub 2015 Mar 28. PMID: 25832544; PMCID: PMC5403515.

(9)Podstawski R, Borys awski K, Pomianowski A, Krystkiewicz W, urek P. Endocrine Effects of Repeated Hot Thermal Stress and Cold Water Immersion in Young Adult Men. Am J Mens Health. 2021 Mar-Apr;15(2):15579883211008339. doi: 10.1177/15579883211008339. PMID: 33845653; PMCID: PMC8047510.

(10)Miwa C, Matsukawa T, Iwase S, Sugiyama Y, Mano T, Sugenoya J, Yamaguchi H, Kirsch KA. Human cardiovascular responses to a 60-min bath at 40 degrees C. Environ Med. 1994;38(1):77-80. PMID: 12703520.

(11)Allison TG, Reger WE. Comparison of responses of men to immersion in circulating water at 40.0 and 41.5 degrees C. Aviat Space Environ Med. 1998 Sep;69(9):845-50. PMID: 9737754.

(12)Kuan WH, Chen YL, Liu CL. Excretion of Ni, Pb, Cu, As, and Hg in Sweat under Two Sweating Conditions. Int J Environ Res Public Health. 2022 Apr 4;19(7):4323. doi: 10.3390/ijerph19074323. PMID: 35410004; PMCID: PMC8998800.

(13)Sears ME, Kerr KJ, Bray RI. Arsenic, cadmium, lead, and mercury in sweat: a systematic review. J Environ Public Health. 2012;2012:184745. doi: 10.1155/2012/184745. Epub 2012 Feb 22. PMID: 22505948; PMCID: PMC3312275.

(14)Lissoway JB, Lipman GS, Grahn DA, Cao VH, Shaheen M, Phan S, Weiss EA, Heller HC. Novel application of chemical cold packs for treatment of exercise-induced hyperthermia: a randomized controlled trial. Wilderness Environ Med. 2015 Jun;26(2):173-9. doi: 10.1016/j.wem.2014.11.006. Epub 2015 Mar 12. PMID: 25771030.

7-2 挑戰低溫療法要量力而為

近幾年，逐漸流行透過洗冷水澡或是浸冰水的低溫療法。在歐美的職業運動員，比賽後為了快速的修護身體，經常會使用浸泡冰水的方式，因為在進行低溫療法後會讓人感到放鬆紓壓及愉悅。筆者自己也長期執行每天洗冷水澡的經驗，身體整體免疫力提升，變得比較不容易感冒。

▌洗冷水、浸冰水等低溫療法的健康效應

台灣夏季悶熱，經常全身是汗、肌膚發黏，這時候洗冷水澡清爽一下是消暑的好主意。事實上，冷水澡除了能快速降低體表溫度外，還有很多令人驚喜的好處。

1. **改善糖尿病**：低溫的環境下，能夠促進身體的褐色脂肪分解產生熱量，脂肪分解的效率也因此大幅提升，整個過程提高身體細胞對胰島素的敏銳度，可以穩定血糖，改善胰島素阻抗以及糖尿病。[1]

2. **提升粒線體產生 ATP 的效率**：人體在低溫環境時，為了維持體溫恆定，就必須透過粒線體燃燒脂肪，產生熱能抵抗外界低溫。此時，粒線體電子傳遞鏈上的蛋白質因溫度升高而變得膨脹，大幅縮短了電子在蛋白質之間跳躍的距離，電子傳遞速度提高，產生能量 ATP 的效率因而大為提升。

3. **自噬反應（Autophogy）與細胞凋亡（Apoptosis）**：身體在低溫壓力會誘發出求生反應，全身細胞和粒線體進行大掃除，讓老化有缺陷的細胞、粒線體進入凋亡。身體會透過巨噬細胞，吞噬分解清除身體代謝物、病毒、細菌，並且將可用的蛋白質、DNA回收，提供製造新細胞和粒線體的原料，所以透過自噬過程，身體的免疫力會大幅提升。

4. **減少自由基**：當細胞在面對低溫環境時，粒線體會將原本產生能量 ATP 的部分產能轉移成產生熱能來提高細胞溫度，粒線體由於產能下降而產生的自由基也就相對的減少。

5. **促進血液循環以及淋巴循環**：為了維持體溫，核心體溫會上升，因而促進了血液以及淋巴循環，加速新陳代謝。

6. **增加心理與生理的抗壓性**：每次浸泡冰水或是沖冷水前都會給大腦一定的壓力，在執行的瞬間低溫也帶給身體巨大的壓力衝擊，在過程中腦幹的藍斑核（ Locus Ceroulus，簡稱 LC）與身體腎上腺及皮膚，都會同時分泌腎上腺素來面對外來的壓力。

   研究顯示，浸冰水可以讓腎上腺素增加 530%，利用這種生理性的低溫訓練有助於當對生活中突如其來的壓力，藉由立即性腎上腺素提升反應，使大腦與身體都能同時從容應對。(2)

7. **促進脂肪分解**：在低溫壓力下，會誘發帶有粒線體的褐色脂肪細胞（Brown Adipose Tissue，簡稱 BAT）產生解偶效應（uncoupling effect），藉由啟動 UCP1 解偶蛋白質，讓褐色脂肪細胞的粒線體從原本產生只產生能量 ATP，轉而以產生熱能為優先。

當棕色脂肪細胞大量燃燒分解消耗後，因低溫大量分泌的腎上線素會促使原本沒有粒線體的白色脂肪細胞（White Adipose Tissue，簡稱 WAT） 轉換成帶有粒線體的米色脂肪細胞（Beige Adipose Tissue），繼續提供產生熱能維持體溫的燃料。由此可知，透過這個過程，因大量的脂肪被分解，所以會有減脂減重的效果，參見 7-3「北極熊減重瘦身法的三大成功關鍵」圖解。(6)

8. **改變大腦思緒：** 浸冰水可以使大腦多巴胺增加 250%，同時也增加了大腦血清素。多巴胺可以強化專注力，增強學習動機，以及完成目標的意志力，同時也可以讓人感到快樂。血清素可以讓人感到愉悅，緩解焦慮及憂鬱的情緒。(4)(2)

9. **抑制發炎反應：** 研究顯示，低溫能抑制身體發炎因子，同時促進抗發炎因子產生。運動員透過這個過程能達到讓身體快速修復的目的，感冒也能透過低溫療法加速復原。(5)(3)

▎執行低溫療法的建議事項

儘管低溫療法對身體有諸多好處，但是必須在身體健康條件能夠接受的先決條件下才能進行。對於有心血管疾病的患者，建議先諮詢臨床醫師，評估確認身體對低溫壓力不會造成傷害性的風險再執行。

1. **浸冰水效果最佳：** 執行低溫療法的方式以浸冰水效果最佳，洗冷水次之，冬天減少穿衣服效果較差。但是，都是要以個人能忍受範圍為前提。

2. **生理與心理的訓練**：低溫療法是一種生理與心理的訓練，而且是身心一起共同面對的低溫考驗。雖然低溫會讓人感到不舒服、想要盡快逃離，但是透過意志力以及身體激發的求生反應，身心會變得越來越強大。

3. **自我挑戰增加難度**：每次執行低溫的過程都是一種挑戰，如果發現挑戰度不夠，就可以試著降低溫度、在冰水中移動身體，或是拉長時間的方式來增加難度。

4. **浸冰水最好的時間長度**：研究建議，每週浸冰水時間總和最好有 11 ～ 15 分鐘，但是還是要以個人耐受度做出調整。(8)

5. **合適的溫度**：溫度因人而異，必須量力而為。原則上，這個溫度會讓你感到極度不適，但你確認不會有生命危險。

6. **循序漸進**：剛開始可以先嘗試低於體溫的涼水，再逐步降溫。先從臉或是腳，再逐步擴大範圍到全身。

秒掃 QR-Code！
YouTube 影片：「洗冷水澡」現代養生背後的科學原理！減重、增強免疫力、保持好心情

参考文献

(1)Hanssen MJ, Hoeks J, Brans B, van der Lans AA, Schaart G, van den Driessche JJ, Jörgensen JA, Boekschoten MV, Hesselink MK, Havekes B, Kersten S, Mottaghy FM, van Marken Lichtenbelt WD, Schrauwen P. Short-term cold acclimation improves insulin sensitivity in patients with type 2 diabetes mellitus. Nat Med. 2015 Aug;21(8):863-5. doi: 10.1038/nm.3891. Epub 2015 Jul 6. PMID: 26147760.

(2)Shevchuk NA. Adapted cold shower as a potential treatment for depression. Med Hypotheses. 2008;70(5):995-1001. doi: 10.1016/j.mehy.2007.04.052. Epub 2007 Nov 13. PMID: 17993252.

(3)Shephard RJ, Shek PN. Cold exposure and immune function. Can J Physiol Pharmacol. 1998 Sep;76(9):828-36. doi: 10.1139/cjpp-76-9-828. PMID: 10066131.

(4)Srámek P, Simecková M, Janský L, Savlíková J, Vybíral S. Human physiological responses to immersion into water of different temperatures. Eur J Appl Physiol. 2000 Mar;81(5):436-42. doi: 10.1007/s004210050065. PMID: 10751106.

(5)Peake JM, Roberts LA, Figueiredo VC, Egner I, Krog S, Aas SN, Suzuki K, Markworth JF, Coombes JS,

Cameron-Smith D, Raastad T. The effects of cold water immersion and active recovery on inflammation and cell stress responses in human skeletal muscle after resistance exercise. J Physiol. 2017 Feb 1;595(3):695-711. doi: 10.1113/JP272881. Epub 2016 Nov 13. PMID: 27704555; PMCID: PMC5285720.

(6)Bal NC, Singh S, Reis FCG, Maurya SK, Pani S, Rowland LA, Periasamy M. Both brown adipose tissue and skeletal muscle thermogenesis processes are activated during mild to severe cold adaptation in mice. J Biol Chem. 2017 Oct 6;292(40):16616-16625. doi: 10.1074/jbc.M117.790451. Epub 2017 Aug 9. PMID: 28794154; PMCID: PMC5633124.

(7)Machado AF, Ferreira pH, Micheletti JK, de Almeida AC, Lemes ÍR, Vanderlei FM, Netto Junior J, Pastre CM. Can Water Temperature and Immersion Time Influence the Effect of Cold Water Immersion on Muscle Soreness? A Systematic Review and Meta-Analysis. Sports Med. 2016 Apr;46（4）:503-14. doi: 10.1007/s40279-015-0431-7. PMID: 26581833; PMCID: PMC4802003.

(8)Xiao F, Kabachkova AV, Jiao L, Zhao H, Kapilevich LV. Effects of cold water immersion after exercise on fatigue recovery and exercise performance--meta analysis. Front Physiol. 2023 Jan 20;14:1006512. doi: 10.3389/fphys.2023.1006512. PMID: 36744038; PMCID: PMC9896520.

7-3 跟北極熊學減重塑身法

　　在寒冬中冬眠的動物，很顯然是沒有了食物來源，身體處於斷食狀態，同時為了減少不必要的能量消耗，必須讓身體降低新陳代謝，因而進入休眠狀態。大自然中冬眠動物為了保持恆溫，又要抵抗外界低溫環境，身體就必須燃燒脂肪細胞，產出大量的熱能來維持體溫。另外，最重要的是必須要有足夠的時間讓身體去燃燒脂肪。當漫長的冬眠結束後，由於大量的消耗脂肪，自然而然產生了減脂的效果。

▌執行北極熊減重瘦身法的三大成功關鍵

　　在北極圈的北極熊在冬眠後，原本肥胖的身軀會瘦一大圈。而北極熊冬眠能夠瘦身的三個主要原因，其一在於沒有食物來源，迫使他們進入斷食狀態，其二是寒冬低溫環境下，身體燃燒脂肪維持體溫恆定的需求，第三個原因是整個漫長冬天都處在這種狀態。

　　對於肥胖而言，也可以學習北極熊冬眠的方式執行下列的三大瘦身關鍵，即使不需要大量的運動，也能達到減脂瘦身的效果。

1. **斷食法**：研究指出，每 48 小時中連續斷食 36 小時，兩次斷食中間 12 小時進食，持續 30 天，會看到明顯的減脂效果，尤其是腹部的脂肪。斷食會因時間長短產生不同的效果，24 小時脂肪開始燃燒，但是要看到快速明顯效果就必須持續 36 小時。對於剛開

始嘗試斷食的人，建議採取循序漸進的方式，先從 168 間歇性斷食，每天只吃兩餐，16 小時禁食，8 小時進食；再慢慢的執行一天一餐到三天二餐。

2. **低溫法**：浸冰水、洗冷水澡 1 分半到 3 分鐘，或是利用冰敷束腰帶局部冰敷小腹、大腿脂肪堆積的部位，大約 15 ～ 30 分鐘。此種低溫塑身法，就是利用低溫來降低胰島素阻抗，促進脂肪燃燒的原理。近幾年，也被應用在減脂塑身，將體內局部過於累積的脂肪利用冰敷促進消耗燃燒，達到局部塑身的效果。

如果身體無法直接洗冷水，建議可以先洗熱水，並且搭配冰人呼吸法（參見 3-4），等身體感到發熱亢奮的狀態後，再執行洗冷水或是浸冰水。

另外研究也顯示，由於斷食以及咖啡因會增加腎上腺素分泌，搭配低溫療法會加速脂肪轉換燃燒的效率。(1) 因此，間歇性斷食搭配喝咖啡，與浸冰水或是洗冷水澡，對於剛開始想嘗試低溫療法快速減重，是不錯的組合。

3. **持之以恆**：斷食和低溫都是創造身體燃燒脂肪的有利環境，但是要讓細胞從過往習慣於代謝葡萄糖轉換成代謝脂肪，並非一兩天就能達成，需要一定的時間去調整，建議至少維持 2 星期的間歇性斷食，加上每天的低溫刺激，例如洗冷水、浸冰水 1 分半到 3 分鐘或是每天 15 ～ 30 分鐘冰腰帶局部冰敷，才能看到明顯的減重效果。

北極熊減重瘦身法的三大成功關鍵

低溫　　斷食　　咖啡因

腎上腺素分泌

有助於將白色脂肪轉化
為米色脂肪、褐色脂肪

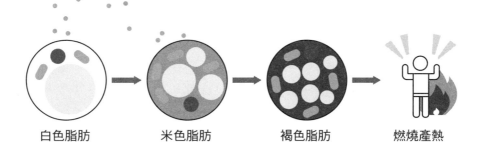

白色脂肪　　　米色脂肪　　　褐色脂肪　　　燃燒產熱

 低溫、斷食，有助於將白色脂肪轉化為米色脂肪、褐色脂肪。

參考文獻 | (1)Van Schaik L, Kettle C, Green R, Irving HR, Rathner JA. Effects of Caffeine on Brown Adipose TissueThermogenesis and Metabolic Homeostasis: A Review. Front Neurosci. 2021 Feb 4;15:621356. doi: 10.3389/fnins.2021.621356. PMID: 33613184; PMCID: PMC7889509.

7-4 冷熱交替三溫暖有助減脂

　　一般而言，當進行熱療後，身體的體溫調控中心會啟動降低核心體溫的副交感神經反應讓身體放鬆，因此，在睡前進行熱療會促進睡眠的效果。相反的，當身體洗冷水或浸冰水後，身體藉由啟動交感神經反應來提升體溫，因此會加速脂肪的燃燒代謝，達到提升新陳代謝的效果。

▎冷或熱刺激都能燃燒脂肪

　　身體在進行冷熱交替過程中，熱跟冷都可以使粒線體產生不同蛋白質的解偶反應（見右頁圖），雖然機制有所不同，但都能促進脂肪燃燒。

　　最好能夠藉由兩種不同的脂肪燃燒機制相互交替，避免身體因習慣於單一模式的壓力，對於同樣的刺激產生惰性降低燃脂效果。另外，當身體感知外界溫度劇烈變化時，便會啟動求生的自噬反應，因而大大提升免疫力。

　　建議先進行 15 ～ 20 分鐘的熱療後，再進行低溫治療 1 分半到 3 分鐘，依身體忍受程度決定。如此反覆可進行三輪，最後以低溫來結束整個過程，讓交感神經能夠在結束低溫後仍然能夠持續，讓新陳代謝維持在高檔。

冷、熱的解偶反應，同中有異

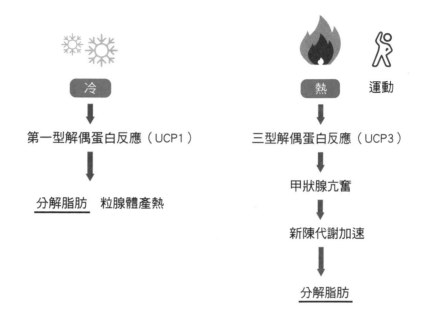

冷 → 第一型解偶蛋白反應（UCP1）→ 分解脂肪　粒腺體產熱

熱　運動 → 三型解偶蛋白反應（UCP3）→ 甲狀腺亢奮 → 新陳代謝加速 → 分解脂肪

▌解偶反應能調節自由基數量

細胞代謝過程中會產生自由基，大部分的自由基是從電子傳遞鏈產生能量 ATP 過程中所形成的，但當 ATP 產生過於旺盛時，同時也會釋放大量的自由基，就需要利用粒線體釋出解偶蛋白進行解偶反應，來同時減緩 ATP 與自由基的生成。

對粒線體而言，解偶效應主要的目的，在於調節能量產出與自由基的生成，持續高效率的產出能量並不是一件好事，因為同時大量產生的自由基會加速細胞老化。所以如果粒線體內外膜存在大量的

氫離子，導致還原電位差維持在高檔時，就需要藉由粒線體釋出解偶蛋白，讓粒線體內外膜間過多的氫離子獲得宣洩的管道，同時也減少自由基的生成，緩解細胞老化的壓力。

解偶蛋白會在粒線體膜上形成一個通道，把一些位於粒線體內外膜空間的氫離子導入粒線體內產生熱能，藉由消耗掉過多的氫離子，來減少自由基以及 ATP 的產生。

採取短暫性的低溫刺激，例如：每天 5 到 15 分鐘洗冷水、冰敷能誘發粒線體釋　放一型解偶蛋白（Uncoupling Protein 1，簡稱 UCP1）進行解偶反應，讓粒線體不只產生能量，也可以開始產生熱能來維持體溫；另一方面也可以減少自由基的生成，是一種調節身體自由基數量很好的方法。

成年人的粒線體逐漸老化後，藉由解偶反應產生熱能的效率變差，免疫力也隨之下降，因此可以藉由洗冷水或是浸冰水的低溫訓練方式來誘發解偶反應，提升免疫力。

兒童的粒線體一般都有很好的解偶反應，能夠很有效率的分解身體脂肪來產生熱能，藉此抵抗外界低溫環境，並且激發出自噬反應提升免疫力。因此，老一輩的人都會說小朋友肚子裡有小火爐比較不怕冷。但是，如果長輩在冬天以自己的體感逼迫小孩穿上保暖的外衣，其實是減少了小孩粒線體產生解偶反應與自噬反應的機會，造成免疫力下降，反而更容易生病。

解偶反應示意圖

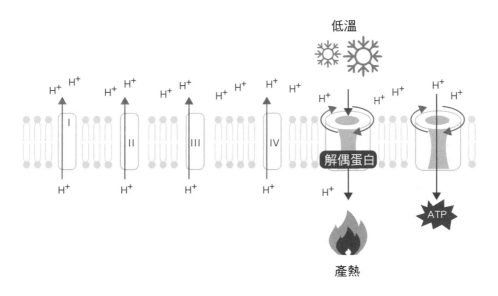

解偶蛋白會在粒線體膜上形成通道,把一些氫離子導入粒線體內產生熱能。

秒掃 QR-Code！
YouTube 影片:熱水澡、三溫暖,讓你舒服簡單達到健康的方法!減重、延長壽命、幫助睡眠、減緩發炎

Chapter. 8

吃對了，身心都健康

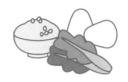

現代人要把握住飲食四大原則：

一、吃乾淨食物：
　　避開過敏原飲食、不吃基改食物、
　　不吃含除草劑等農產品、吃當季食材；

二、飲食型態非單一模式，視個人需求而定

三、控制血糖：選擇吃低碳、高油脂、生酮飲食；

四、乾脆不吃：適時斷食。

8-1 現代人究竟要怎麼吃才健康？

　　基於研究功能神經醫學、免疫預防醫學及量子自然醫學，以及多年來的臨床實證經驗，我由衷建議現代人要把握住飲食四大原則：一、吃乾淨食物：避開過敏原飲食、不吃基改食物、不吃含除草劑等農產品、吃當季食材；二、飲食型態非單一模式，視個人需求而定；三、控制血糖：吃低碳、高油脂、生酮飲食；四、乾脆不吃：適時斷食。。

▌吃乾淨食物：避開過敏原飲食、吃當季食材

　　許多食物中含有過敏原，能引起身體的過敏反應，產生抗體攻擊自己的身體組織器官，這種反應被稱為自體免疫反應。身體在長期的自體免疫反應壓力下，造成器官發炎退化形成慢性病。因此，在平時飲食中要盡可能的避免誘發自體免疫反應的食品。

　　例如：麵粉、雞蛋、牛奶、黃豆都是常見的過敏原，想要辨試過敏原，除了透過血液檢測（IgG test），也可以利用肌力測試來快速辨別（詳細說明請參見《疾病，從大腦失衡開始》第 38 ～ 45 頁的手臂肌肉測試、O 型環自我測試）。

　　工業化生產的大面積種植或是基因改造的農產品，經常會使用除草劑，致使在飲食中很容易就吃到含有除草劑的食物。除草劑主要成分為草甘膦（學名 glyphosate）或稱為嘉磷塞，是一種結構很類

似甘胺酸（glycine）的胺基酸（參見右頁「除草劑化學式看出對人體危害的端倪」示意圖），因此很容易取代甘胺酸的角色在人體內作用。由於甘胺酸在人體內有多種功能，例如：合成膠原蛋白、製造麩胱甘肽（Glutathione）執行抗氧化功能、大腦神經傳導物質、合成血紅素等等重要功能。當體內的甘胺酸被草甘膦取代後，就會使這些功能受阻，產生諸多問題。

長期食用含除草劑或基改食品，還會導致癌症風險增加、大腦退化、過敏症狀、誘發各種慢性疾病。當除草劑嵌入到膠原蛋白時，會導致水分流失，結締組織開始老化產生皺紋、筋膜喪失彈性、經絡能量訊息傳導受阻。(1)

此外，粒線體電子傳遞鏈的產能效率會因所在地區和季節而有所不同，食物選擇建議上產生因時因地的差異性。在接近赤道的人，可以吃糖分高的水果，因為在充足的日照和高溫環境下，他們的粒線體可以代謝大量身體所攝取的糖分。相對的，如果讓寒帶地區的人，在冬天吃熱帶地區的水果，就容易造成粒線體超過負荷，產生糖分代謝問題。

人類生活所在地區生長的動植物，也接收了與粒線體相吻合的陽光和溫度，讓粒線體的產能效率最大化。因此，會建議食用在地當季的食材為優先考量，並且避免過多添加物，破壞原本風味為最佳。

▌飲食型態非單一模式，視個人需求而定

近年來坊間風行的各種飲食型態琳琅滿目，往往造成一般大眾無所適從，其實沒有絕對的答案，應該視個人需求而定，取決於身體

是否可以充份代謝所攝取的食物，不會有能量過剩、產生血糖過高、導致胰島素阻抗的問題。

在日常生活中，如果你在餐前容易情緒不穩定，或是在餐後會感到疲倦想睡的現象，代表你的血糖控制不穩定，有必要調整你的飲食習慣。

例如，生長發育中兒童、青少年，或是想要增加肌肉量的健身族，活動量大的高耗能勞動族，適合選擇高碳水、高蛋白的飲食方式；相對的，如果你是代謝能力下降的中高齡族，或是活動量少的上班族，就比較適合低碳飲食來控制血糖。

除草劑化學式看出對人體危害的端倪

（草甘膦）　　　　　　（甘胺酸）

除草劑主要成分草甘膦的結構，類似人體的甘胺酸，而甘胺酸具有合成膠原蛋白、抗氧化等功能。

▌控制血糖：低碳、高油脂、生酮飲食

人體攝取食物產生能量有三種主要來源，分別為碳水化合物、蛋白質以及油脂。其中，澱粉、水果等碳水化合物能快速分解成葡萄糖，導致血糖快速上升，胰島素因而大量分泌，長期過多胰島素分泌不僅容易讓身體發炎，也會導致分泌胰島素細胞敏感度下降，形成第二型糖尿病前期的血糖不耐症，更可能進一步發展成第二型糖尿病。

蛋白質相較於碳水化合物，在體內分解成葡萄糖速度比較慢，血糖上升速度相對比較慢，但是最終還是要分解成葡萄糖。因此，想要長期偏重肉類、蛋等高蛋白質飲食來控制血糖，一般效果不佳。但是，如果想要增加肌肉量，透過高蛋白質飲食搭配高阻力的重力運動訓練，是最容易看到效果。另外，高蛋白質飲食對於腎臟的壓力較大，腎功能較差的人就比較不適合。

近年來流行的生酮飲食常見於減脂減重，油脂在體內分解成酮體而不是葡萄糖，因此不會引起血糖升高。對於腦細胞而言，代謝酮體比葡萄糖更有效率，也不會引起胰島素分泌造成發炎反應的問題。高油脂、低碳水化合物的生酮飲食，也廣泛運用在控制血糖、癲癇、失智症患者，以及降低心血管疾病風險。(2)

碳水化合物、蛋白質以及油脂這三種食物的代謝過程各有不同，碳水化合物在代謝過程中，產生最多自由基，有如燃燒柴油產生大量黑煙；蛋白質次之，有如燃燒 95 無鉛汽油；而選擇吃高油脂的好油食物，也如同燃燒 98 無鉛汽油一樣，污染相對較小（油脂的選擇建議，請參閱我的第二本著作《腦癒力》第 80 ～ 84 頁）。

乾脆不吃：適時斷食

許多宗教都鼓勵斷食，例如：回教有齋戒月、道教僻穀、佛教提倡過午不食、基督教聖經中也鼓勵信徒斷食，都是從透過斷食達到靈性提升的效果。

臨床研究也發現，斷食 24 ～ 48 小時可以誘發自噬反應，白血球會開始清除大腦堆積的蛋白質，48 小時能使大腦的腦源性神經滋養因子（Brain-Derived Neurotrophic Factor，簡稱 BDNF）增加 3.5 倍。當大腦的 BDNF 含量增加時，大腦會變得清晰敏銳，基於上述兩種原因，似乎可以合理解釋斷食提升靈性的效果。(3)(4)

科學養生健康小教室

人類壽命的指標：糖化血色素（HbA1c）

事實上，有些保險機構會以糖化血色素（HbA1C）來當成預測顧客慢性病風險和壽命的重要指標。一般會建議在 5% 以下，低於 4.5% 為最佳。

糖化血色素是長期監控血糖的指標，而血紅素生命周期大約 3 個月，是紅血球中攜帶氧氣的一種蛋白質。當血液中的葡萄糖附著在血紅素上，就像是鞋底黏到口香糖，沒辦法移除，占據了原本血紅素攜帶氧氣的位置，因此如果血紅素附著葡萄糖越多，代表

攜帶氧氣的能力越差。長期血紅素供氧不足，就會導致各種器官、神經組織因缺氧而退化，導致慢性病。

舉幾個缺氧的疾病或症狀讓大家了解，例如：中風、心肌梗塞的心血管疾病、長期的肌腱韌帶發炎，有可能是因為缺乏氧氣供應發炎的部位，而無法進行修復；腦細胞長期氧氣供應不足，自然容易產生各種腦功能退化疾病，例如失智症、帕金森症；長期末稍神經缺氧也會導致退化，引發黃斑部病變、視力退化、肌肉萎縮、神經痛、本體感覺退化，以及平衡感變差，大大增加了跌倒的風險。

因此，控制血糖其實是維持健康的重要關鍵，如果不想以藥物控制，建議一步一步慢慢來養成以下控制血糖的生活好習慣：

1. **低碳飲食**：減少碳水化合物攝取，例如：米、麵澱粉類食品，水果等等。

2. **嘗試生酮飲食**：一般對於生酮飲食會建議油脂 70 ～ 80%，蛋白質 15 ～ 20%，碳水化合物 5 ～ 10%

3. **間歇性斷食**：透過斷食可以增加細胞對胰島素的敏感度，促進身體燃燒堆積的脂肪提供能量。

4. **接地**：透過接地增加身體電子，減少自由基，維持細胞膜內外的電位差，增強細胞活性。

5. **有氧運動**：讓身體能充分進行有氧呼吸，有效率的代謝葡萄糖。

6. **洗冷水或浸冰水**：低溫可以促進脂肪燃燒、降低胰島素阻抗，維持血糖的穩定。

8-2 斷食好處多到讓人心動想執行

斷食近幾年來逐漸受到追求健康族群的重視，實際執行後也會發現對身體有很多好處。例如：體重減輕、比較不容易感冒、過敏症狀減輕、逆齡，以及頭腦變得比較清楚等等。

▌斷食的健康效應

斷食能讓身體處於飢餓壓力的狀態下，細胞啟動求生模式，採取開源節流的對策，一方面透過粒線體提升產生能量的效率，另一方面啟動細胞凋亡反應以及自噬反應，把體內病毒和細菌，以及老化功能不佳的細胞進行大清理，達到體內環保的效果。

在生病時，適度的進行斷食，有時反而對病情有所幫助。目前研究顯示，斷食有下列的效果：

1. **提升粒線體產生能量**：有助於粒線體產生能量的效率提升。
2. **清除體內堆積的垃圾**：細胞與粒線體藉由自噬反應清除體內堆積的垃圾，例如細菌、病毒，蛋白質等等。
3. **啟動細胞凋亡機制**：細胞凋亡機制（apatosis）讓老化或是有瑕疵的細胞和粒線體自然死亡。
4. **巨噬細胞將 DNA 回收再利用**：細胞與粒線體死亡分解後，釋放出零碎的 DNA，此時巨噬細胞便會將這些零碎的 DNA 回收再利用，合成新的蛋白質。

5. **促進脂肪細胞分解產生酮體**：促進脂肪細胞分解產生酮體（ketone），成為身體產生能量主要來源，減少葡萄糖的代謝，減少糖尿病患者胰島素阻抗。

6. **啟動幹細胞自我修復**：啟動幹細胞自我修復機制，達到延緩老化逆齡的效果。

7. **啟動腸道修復機制**：斷食 12 小時後，腸道啟動自噬反應到 72 小時達到高峰；斷食 24 小時後，身體幹細胞啟動身體修復功能；當斷食 48 ～ 120 小時，腸道幹細胞進行修復功能，小腸黏膜細胞獲得修復的機會，同時也重新營造優質的消化道微生物環境，不僅可以促進腸道健康，同時也強化腸腦軸線健康（關於腸腦軸線影響的關聯性，請參我第一本著作《疾病，從大腦失衡開始》第 32 頁）。

8. **讓身體重新開機**：讓身體獲得休息，重新更新設定，達到荷爾蒙平衡，提升免疫力的效果。

9. **活化大腦**：透過自噬反應和生酮代謝，促進大腦釋放腦源性神經滋養因子（Brain-Derived Neurotrophic Factor，簡稱 BDNF）減緩大腦退化，活化神經生長因子（nerve growth factor，簡稱 NGF），促進大腦與免疫系統、內分泌系統、周邊神經系統的連結與平衡；分泌血清素有助於提升心情愉悅；分泌多巴胺則能夠提高工作效率，正向思考，認知功能提升。

秒掃 QR-Code！
YouTube 影片：增強免疫力的好方法！利用「細胞自噬」來達到自我修復

▎執行斷食者三個建議

斷食能讓身體變得更健康輕盈，對於初次執行斷食者有三個建議：

1. **打破每日三餐的思維**：人類的祖先是靠狩獵，食物的來源並不固定，有可能好幾天都沒有機會進食，中古世紀的人們也沒有吃早餐的習慣，直到工業革命後，資本家為了確保工人有足夠體力工作才開始提倡每日三餐。

   因此，在生理上人體沒有必要每天吃三餐，不覺得餓就不需要吃，不要感到害怕，擔心會因少吃而生病是錯誤的，現代人反而要擔心吃太多身體負荷過度而生病。

2. **循序漸進**：對於初次執行斷食的人，建議採取循序漸進的方式，讓身體慢慢的適應，從每日 16 小時禁食 8 小時內吃兩餐的 168 間歇性斷食，逐漸拉長到每日一餐，再到每兩天吃三餐。如果採取過度激進的斷食，往往因為身體無法有效分解脂肪而造成血糖過低的現象，反而斷食結束後大量進食，吸收更多熱量，造成反效果。

3. **搭配生酮飲食**：在可以進食的時間，盡可能的避免高碳水化合物食物。當身體吃太多澱粉、醣類時，容易引發胰島素大量分泌造成血糖不穩定，而如果血糖變得過低時情緒會變得不穩定且感到身體疲憊，反而需要更多碳水化合物來快速增加血糖，血糖高低起伏不定造成惡性循環，後續想要繼續執行斷食的意願就減低了。

   相反的，生酮飲食中大量的油脂轉化成酮體（ketone body），細胞不僅能快速吸收利用，同時也不會引起胰島素分泌，血糖穩定，情緒也相對的穩定，執行斷食的動機也比較強。

參考文獻

(1)Bradberry SM, Proudfoot AT, Vale JA. Glyphosate poisoning. Toxicol Rev. 2004;23(3):159-67. doi: 10.2165/00139709-200423030-00003. PMID: 15862083.

(2)Bhanpuri NH, Hallberg SJ, Williams PT, McKenzie AL, Ballard KD, Campbell WW, McCarter JP, Phinney SD, Volek JS. Cardiovascular disease risk factor responses to a type 2 diabetes care model including nutritional ketosis induced by sustained carbohydrate restriction at 1 year: an open label, non-randomized, controlled study. Cardiovasc Diabetol. 2018 May 1;17(1):56. doi: 10.1186/s12933-018-0698-8. PMID: 29712560; PMCID: PMC5928595.

(3)Alirezaei M, Kemball CC, Flynn CT, Wood MR, Whitton JL, Kiosses WB. Short-term fasting induces profound neuronal autophagy. Autophagy. 2010 Aug;6(6):702-10. doi: 10.4161/auto.6.6.12376. Epub 2010 Aug 14. PMID: 20534972; PMCID: PMC3106288.

(4)Walsh JJ, Edgett BA, Tschakovsky ME, Gurd BJ. Fasting and exercise differentially regulate BDNF mRNA expression in human skeletal muscle. Appl Physiol Nutr Metab. 2015 Jan;40(1):96-8. doi: 10.1139/apnm-2014-0290. PMID: 25494871.

(5)Lane J, Brown NI, Williams S, Plaisance EP, Fontaine KR. Ketogenic Diet for Cancer: Critical Assessment and Research Recommendations. Nutrients. 2021 Oct 12;13(10):3562. doi: 10.3390/nu13103562. PMID: 34684564; PMCID: PMC8539953.

(6)Tan-Shalaby J. Ketogenic Diets and Cancer: Emerging Evidence. Fed Pract. 2017 Feb;34(Suppl 1):37S-42S. PMID: 30766299; PMCID: PMC6375425.

來自 <https://www.ncbi.nlm.nih.gov/pmc/articles/PMC6375425/>

來自 https://pubmed.ncbi.nlm.nih.gov/34684564/

冥想提升大腦效率

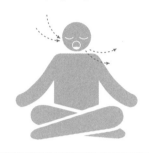

大量的研究指出，冥想對人體的好處多，
例如：提升專注力、減少壓力、控制情緒、
緩解焦慮、憂鬱症、減低疼痛、降低血壓、
減少中風、降低死亡率，以及延長壽命等等。

9-1 冥想的好處究竟在哪？

冥想或靜坐，在傳統道家、佛家，以及印度瑜伽中都存在，且已經流傳上千年，但是，冥想對於身體的影響以及真正目的尚不明確，一般人常有在和尚入定或是老道士羽化成仙的刻板印象，對於忙碌的現代人而言似乎是無法達到的境界，感到遙不可及。

冥想提升專注力及幸福感

然而，隨著大腦科學的突飛猛進，科學家對冥想背後的機制，以及冥想的效果，已經有比較清晰的了解。其實，對於想執行冥想的一般民眾，只要抓住重點，每個人隨時隨地都可以執行，時間可以2、3分鐘、也可以30分鐘以上，完全可以依照個人的喜好來執行。

近幾年，大量的研究指出冥想對人體的好處，例如：減少壓力、控制情緒、緩解焦慮、憂鬱症、減低疼痛、降低血壓、減少中風、降低死亡率，以及延長壽命等等。[1]

另外研究指出，當我們在日常生活中常常會走神，在工作中、交談中、開車、甚至休息時，常常會閃過很多的念頭等等，因而無法專注於當下；也就是說，如果大腦處在這種游移不定的狀態時，會讓人覺得很不快樂，可是如果當受測者能保持專注時，感覺快樂的程度也因此提升。[1] 因此，透過冥想的訓練可以提升專注力以及幸福感。

▌內在感知冥想 vs. 外在感知冥想

基本上，冥想可以分為內在感知（Interoception）以及外在感知（Exteroception）兩種類型，在大腦中主要由左側的背外側前額葉（Dorsolateral Prefrontal Cortex，簡稱 DLPF）、位於大腦深層的前扣帶迴（Anterior Cingulate Cortex，簡稱 ACC），以及島葉（Insular Cortex）三者產生的迴路相互影響。

其中，前扣帶迴接收來自杏仁核（Amygdala）情緒的訊號，以及身體各個部位、器官的訊號；島葉接收外界環境與身體感知的訊息；左背外側前額葉則是感知前兩者所接收的訊息，並且給予解讀。

在冥想中，閉上眼睛專注於自己身體的特定部位，例如：眉心、腳趾、手指，被稱為內在感知的冥想（Interoceptive Meditation）。反之，當專注於身體外的某個目標物，例如：某片樹葉、某顆星星，被稱為外在感知的冥想（Exteroceptive Meditation）。

兩種冥想對大腦產生不同的效果，但是主要的目的都是要訓練大腦專注於當下，由於大腦會被很多突然的念頭分心帶走，無法保持持續專注狀態，藉由冥想訓練把大腦再拉回專注的狀態。研究顯示，有經驗的冥想者大腦也是會分心，只是能很快速的拉回專注的狀態。

執行內在感知冥想時，會採取閉眼、身體靜止不動的狀態，例如坐姿或躺臥。偏重在自我專注將外在干擾摒除，能讓身體產生放鬆、緩解壓力的效果，並且提升大腦執行任務的效率。

外在感知冥想則是專注在身體以外的事物，一般會張開眼睛注視目標物，不限制身體活動，靜坐或是走路都可以。

對於沈浸在自我、過於內向、長期憂鬱或是長期疼痛，可以藉由轉移注意力，拉近與外界的互動，達到一定程度的改善。一般人每天都在兩種極端狀態間游移，可以視當天的心理狀態或是想要達到的目的選擇冥想方式。

例如：如果你可以很清楚的感知自己的心跳、甚至聽到自己的心跳聲，就比較偏向內在感知的狀態，建議執行外在感知冥想。當你明天有個重要會議、準備參加球賽需要專注、或是白天處在高壓力的工作環境需要減壓，就比較適合執行內在感知訓練。

在傳統的靜坐修行，常常會聽到有走火入魔的現象，很有可能是因為選擇了錯誤的冥想方式，引起自律神經失衡的反應。例如：焦慮症的病人常常會處於過度專注於心跳內在感知的狀態，建議應該避免內在感知冥想訓練，以免加重病情；或是極度外向的人就比較需要選擇內在感知冥想，而不是外在感知冥想。

▌冥想與大腦迴路

一般而言，大腦的運作可以依據在同一時期同時活躍的大腦區域，分為下列三種網路模式（參見下頁「大腦的三種網路模式」示意圖）。(3)

1. **預設模式網路**：大腦處於放空的狀態，做白日夢，大腦在此時屬於沒有效率的空轉狀態，容易耗費相當多的能量。一般上課容易

分心，就是大腦處於預設模式網路（Default mode Network，簡稱 DMN）。

2. **警覺網路**：大腦在感知自己的情緒狀態，並且可以抑制情緒的衝動，就是所謂的警覺網路（Salient Network，簡稱 SN）。

3. **中央執行網路**：大腦處於中央執行網路時（Central Executive Network，簡稱 CEN），屬於極度專注的狀態，例如：在考試中專心作答或是專注執行工作時大腦的狀態。

研究指出，在冥想時，大腦會抑制預設模式網路，處於中央執行網路阻止大腦放空。不過，如果再深入了解冥想對於大腦的作用機制的話，內在感知冥想訓練比較能讓大腦處於警覺網路（SN），而外在感知冥想能讓大腦更容易處於中央執行網路狀態（CEN）。(4)

近幾年，冥想應用在提升學習效率逐漸受到重視，在國內外越來越多學校推廣冥想訓練，透過冥想讓小朋友減少大腦放空分心的機會，上課時更能專心，提升學業表現。

秒掃 QR-Code ！
YouTube 影片：冥想對大腦有什麼好處？從科學的角度看冥想　提升大腦效率、穩定情緒、身心靈平衡

大腦的三種網路模式

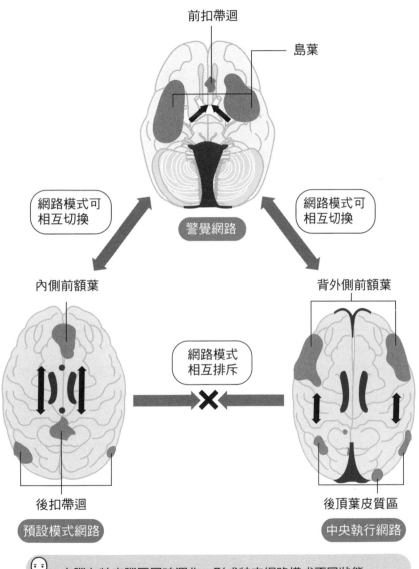

前扣帶迴

島葉

網路模式可相互切換

警覺網路

網路模式可相互切換

內側前額葉

背外側前額葉

網路模式相互排斥

後扣帶迴

後頂葉皮質區

預設模式網路

中央執行網路

 大腦在特定腦區同時運作，形成特定網路模式不同狀態。

▍冥想與呼吸

冥想可以藉由配合呼吸來增強效果，吸氣時會加速心跳，增強交感神經。因此，藉由專注於吸氣有助於外在感知冥想，例如：拉長吸氣並快速吐氣，或是連吸兩口氣後快速吐氣。反之，吐氣時會減緩心跳，強化副交感神經，專注於吐氣有助於內在感知冥想，例如藉由嘴巴拉長吐氣時間。

另外，由於呼吸也是屬於身體產生的動作，因此專注於呼吸變化時，大腦就會偏向於內在感知的迴路。維持正常呼吸頻率，降低大腦對呼吸的注意力，有助於外在感知冥想。

 科學養生健康小教室

心理受到巨大創傷時，要如何執行冥想？

當遇到某些事件，造成心理巨大創傷或過度驚嚇時，就會產生解離（Disassociation）的現象，感到身體麻木失去知覺，讓身體處於過度外在感知的狀態（Exteroception），例如：在經歷犯罪現場的倖存者、車禍現場九死一生的經歷等等。過度的內在感知（Interoception）則是屬於另一種極端，例如：沈浸在電影劇情中感同身受無法自拔、對別人的遭遇產生過度的同理心。

因此，針對有解離現象的人，建議執行內在感知冥想；相反的，如果有過度感同身受的人，建議執行外在感知冥想。

▍時空連結冥想法

　　一般人大腦狀態都是在介於內在感知和外在感知兩個極端間來回移動，因此冥想的訓練重點在於如何讓大腦專注力能隨時轉換到兩種不同的狀態。一般冥想時間並　沒有硬性規定，取決於個人實際感受，建議 3 到 13 分鐘左右。

　　以下是介紹由著名的學者安德魯・休伯曼（Andrew Huberman）所提出的「時空連結冥想」（Space Time Bridging Meditation）：

> **🔍 作法**
>
> ① 閉眼，專注於眉心，鼻子長吸氣，嘴巴長吐氣，重複 3 次。
>
> ② 張開眼，看著自己距離眼睛前方 30 公分的手掌，鼻子長吸氣，嘴巴長吐氣，重複 3 次。
>
> ③ 專注看著距離 10 公尺左右目標物，鼻子長吸氣，嘴巴長吐氣，重複 3 次。
>
> ④ 專注看最遠方的目標物，鼻子長吸氣，嘴巴長吐氣，重複 3 次。
>
> ⑤ 閉眼，想像自己很微小，站在地球表面，存在於宇宙中，鼻子長吸氣，嘴巴長吐氣，重複 3 次。
>
> ⑥ 回到 ①，閉眼，專注於眉心，鼻子長吸氣，嘴巴長吐氣，重複 3 次。
>
> 可以重複①～⑥，2 ～ 3 次，每天練習。

首先，專注於身體第三隻眼（兩眼的眉心處）位置的內在感知冥想，再變換到身體外不同距離的外在感知冥想，擴大到宇宙無窮的距離，最後再回到原點。

當我們在觀察事物時，會依照距離的遠近使用不同的時間維度。例如：以毫秒甚至更小為單位，觀察細微的原子運動；以秒為單位，觀察運動場上賽跑的選手；以小時為單位，觀察在高空飛行的噴射飛機；以光年為單位，觀察天上星星的移動距離。透過不同距離的專注冥想訓練，可以提升大腦對時空變化的敏感度。

運用在投資股票時，投資人會以選擇投資的時間長短做出不同的決定，例如：日內交易會以秒為單位，長期投資者以月甚至年為單位，大部分投資者則是在兩個時間極端間遊走。

一般散戶由於沒有清楚的投資時間維度概念，對於瞬息萬變的股價變化，產生巨大的心理浮動而做出非理性的判斷，最終以投資失敗離場。透過距離與時間冥想的訓練，會讓投資者更清楚自己的投資脈動與標的股票周期是否一致。

參考文獻

(1)Sharma H. Meditation: Process and effects. Ayu. 2015 Jul-Sep;36(3):233-7. doi: 10.4103/0974-8520.182756. PMID: 27313408; PMCID: PMC4895748.

(2)https://youtu.be/wTBSGgbIvsY

(3)Mohan A, Roberto AJ, Mohan A, Lorenzo A, Jones K, Carney MJ, Liogier-Weyback L, Hwang S, Lapidus KA. The Significance of the Default Mode Network (DMN) in Neurological and Neuropsychiatric Disorders: A Review. Yale J Biol Med. 2016 Mar 24;89(1):49-57. PMID: 27505016; PMCID: PMC4797836.

(4)Garrison KA, Zeffiro TA, Scheinost D, Constable RT, Brewer JA. Meditation leads to reduced default mode network activity beyond an active task. Cogn Affect Behav Neurosci. 2015 Sep;15(3):712-20. doi: 10.3758/s13415-015-0358-3. PMID: 25904238; PMCID: PMC4529365.

9-2 提升心靈能量的具體方法

英國作家大衛・霍金斯在《心靈能量》一書中，提出每個人的心靈層次有所不同，並且可以用肌力測試的方法給予分數。然而，心靈的層次決定了不同的意識形態，每個生命體根據意識，產生了不同的生命的目標與具體的行動。

例如：昆蟲或是動物屬於較低等意識的生命體，他們的生命目標就是找尋食物延續生命，並且繁衍下一代，將基因繼續延續。人類的意識層次會因個體所認定的人生目標而不同，當意識停留在物質層次時，人生目標就是以不同手段獲得金錢和權力來滿足物質的慾望。較高的意識則是在追求心靈層次的滿足，透過對人或是社會做出奉獻，體現出愛與關懷，以及同理心，成為人生的目標。

▌一切都和能量、頻率、共振有關

著名的發明家尼可拉・特斯拉曾經說：「如果你想要通達宇宙本源真理，就要開始思維一切都和能量、頻率、共振有關。」

在生命個體中，不同心靈層次帶有不同的振動頻率，高意識個體往外接收空間中高頻率意識的訊號，並且能吸引同頻共振的個體相互聚集，相互激盪出更高的能量態。對內則是透過體內結構水將接收到的高頻意識儲存，並且將訊號透過筋膜系統的量子通道網絡擴散至全身每個細胞，細胞因高頻意識而獲得能量的提升。

要提升意識層次，往往是需要受到重大生命事件衝擊、挫折，造成對生命價值的反思，進而形成對意識改變的契機。擁有強大心靈力量的人，都是經過許許多多的挫折粹煉而成。但是，這種挫折打擊也可能讓意識向下沈淪，從此一厥不振。此時就需要在生活中，養成正向思維的習慣，以及盡可能處在正向思維環境中，形成向上昇華的慣性。

▍提升心靈力量的生活建議

現代社會的物質文明高度發展，必須要有與之匹配的精神文明，如果兩著落差過大時，就會像高速行駛的失控列車，產生巨大的災難，唯有盡快的提升自我心靈力量，來縮短與物質文明的差距，才能避免災難的降臨。因此，以下分享幾個方法：

1. **接近大自然**：人類在地球上生存數萬年後，身體所有的基因設計都是與大自然環境緊密契合。不論是光線、磁場、電磁波的頻率都能自然的與人體產生互動；相反的，人造電磁波、藍光的環境都成了提升心靈力量的阻力。

2. **養成正向思維的思考模式**：盡可能養成正向思維的思考模式，即使在逆境中也可以透過正向思考或是宗教的幫助，打破原有的思想模式，看到另一扇窗。每次面對人生重大關卡，都是快速提升心靈力量的機會。

3. **冥想**：每天至少 5 ～ 10 分鐘的冥想練習，配合深呼吸，訓練大腦處於專注覺知，活在當下的狀態。

4. **選擇與同頻率的人交往**：與同頻率的人交往，避免無謂的爭吵與

接觸低意識頻率的人。日常生活中，如果與意識同頻率的人相處時，會感到特別開心，身體每個細胞因結構水頻率共振而充滿能量；反之，當與人爭吵或是與低意識頻率的人相處時就會覺得特別累，這是因為細胞因接收低頻率，甚至負面頻率，降低了活性。當與心靈層次差距過大的人接觸時，是無法達到細胞同頻率共振的效果，就像大學生對小學生講述微積分，是在浪費彼此的生命，只有在對方是在同樣的意識層次，才有可能達到共振的效果。

5. **避免浪費太多時間在社群媒體**：在訊息爆炸的時代，要有意識的去篩選所接收的訊息。很多物質層次或低意識頻率形態網路訊息，特別能吸引人們的關注目光，無形間消耗掉許多時間與心靈能量。長期下來，使人產生忌妒、怨恨、物質化的種種負面思維；更甚者，科技業正在如火如荼發展的「元宇宙」，透過虛擬的聲音、影象甚至觸覺，讓大腦沈浸在虛擬的感觀世界，不但將人的肉體感官與真實世界抽離，並且把意識封鎖在低維度的虛擬空間，劇烈的拉低了心靈能量，實在令人對未來感到擔憂。

6. **接觸高頻意識**：透過接觸高頻意識宗教、音樂、書籍、人事物等等來提升自我心靈力量。例如：佛教中的頌經、教堂中的詩歌、佛經、聖經、古人的經典書籍等等，都是具有高頻率的意識訊號，可以提供細胞能量。

9-3 人體是靈魂意識的載體

　　從宗教或是各種越來越多的靈魂穿越時空的案例，不得不讓人越來越相信肉體只是一個載體，而肉體必須透過靈魂意識的載入才能成為一個完整的生命體。就像電腦本身只是硬體，必須灌入軟體才能夠正常運作。

　　電影《阿凡達》描繪人類透過意識植入新物種的方式保留原有的意識，並且藉由新肉體來適應地球以外的新環境，達到星球移民的目的。從這個角度讓我們認知到，肉體必須要面對衰亡而意識卻能繼續留存，因此精神意識世界的重要性似乎遠遠超過追求物質世界的滿足。

▎用不同的視角觀察生命

　　身體是由 75 兆個細胞組成，聚集了大約 $7×10^{-27}$ 次方個原子，其中 99% 的原子，由 65% 氫 、24% 氧和 10% 碳所組成，剩餘的 1% 則是一些微量元素。而原子包含了原子核與外圍的電子，原子核由中子與質子所組成。

　　電子在一定範圍內，快速的圍繞原子核運行，整個電子繞行的範圍被視為原子的大小。運行中的電子，就像快速轉動中電風扇的葉片，看似毫無縫隙，但是如果能靜止觀察，葉片間充滿了空間。

原子的電子雲模型和行星模型

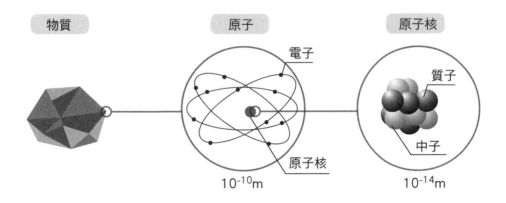

物質　　　　　　　原子　　　　　　　原子核

電子

原子核

10⁻¹⁰m

質子

中子

10⁻¹⁴m

質子與中子形成原子核，加上圍繞原子核周遭的電子，就構成完整的原子，所有物質就是從大大小小的原子組合而成。然而將質子、中子、電子這些粒子再分解到最後，就只剩下各種能量以波的形式表現，不再具有形體。

如果將原子比喻成一座棒球場，原子核大約是一顆棒球大小，電子大約只有一顆沙子的大小。而在宛如一座棒球場的原子世界裡，只存在著一顆棒球和幾粒沙子，其餘的空間是空無一物。如果再將質子、中子和電子繼續拆解，最後只剩下波動形式聚集的能量，完全沒有任何物質的存在。也可以說，物質是由各種不同波頻能量聚集後所形成的。

以物質角度觀察，人體除了存在電子與原子核外，其餘99.9999999% 是空的；但是，以量子角度觀察，電子形成電子雲，就像高速運轉的電風扇，隨時布滿了整個原子空間，唯有觀測者讓世界停止運行時，才有辦法看到空曠的棒球場。

生命是由能量、頻率、意識聚集而成，如果我們觀察事物的角度還是停留在物質的層次，生命就充滿了無法解釋的斷點，是無法看到事物的本質；唯有接納超越物質科學的慣性思維的意識量子層次，才能看到生命的本質。就像你參與了一場精采的棒球比賽，而不是一個空空盪盪的棒球場。

這個概念似乎也呼應了《心經》所說：「色不異空，空不異色，色即是空，空即是色。」實相虛相，無法以現今科學的物質觀的維度來判定。

　　Chapter 9　冥想提升大腦效率

成為勇敢的生物駭客

在疫情持續 3 ～ 4 年接近尾聲的 2023 年 5 月，社會經歷了一場震撼教育，整個過程中看到了社會上出現了各種光怪陸離的現象，每個人的日常生活習慣也受到了巨大的改變。

每天媒體充斥著各種訊息，專家以權威的角色發言，讓人不敢發出質疑的聲音。社會大眾當初義奮填膺的激情與想法，如今看來是多麼不堪一擊。當一切恢復平靜後，大眾慢慢的出現理性檢討的聲音，從一開始的「一定、絕對」，逐漸變成「應該、或許」，到最後變成「也許之前的想法是錯的」。

歸究根本的原因，在於個人對健康知識普遍不足，大部分的訊息管道來源過於單一，主要來自主流醫學。然而，主流醫學的訓練是以對抗疾病、治療消除病痛為主，並非以追求健康養生為出發點。因此，在健康認知上產生了巨大的鴻溝。傳統醫療解決了病痛是追求健康起點而非終點，現代養生應該要打破物質的框架以科學為基礎追求身、心、靈的進化，能夠樂觀正向而充滿感恩的完成人生的旅程。

希望閱讀完這本書的讀者，能夠更進一步了解人體運行的科學依據並用以促進養生，並且以這本書為起點，持續大量吸收科學養生新知。唯有以厚實的知識為基礎，才能有辦法堅持信念產生動力，去面對現實環境中的各種質疑，以及克服執行環境上的阻礙。

　　在此，也祝福大家在追求健康的道路上暢行無阻，對世界永遠充滿好奇心。筆者也邀請大家互相鼓勵，知行合一，一起身體力行，推廣科學健康養生的理念，成為周遭朋友與親人的健康借鏡，見賢思齊；同時也要教導生活在未來生存環境惡化的下一代，打破威權，挑戰固有的認知框架，突破生存困境，成為勇敢的生物駭客。

國家圖書館出版品預行編目資料

解密粒線體：李政家博士的健腦科技養
生法／李政家著 -- 初版 . -- 臺北市：幸
福綠光股份有限公司，2023.06
面；　公分
ISBN　　978-626-7254-19-6（平裝）
1. 健康法　2. 養生　3. 保健常識
411.1　　　　　　　　　　112005832

解密粒線體

李政家博士的健腦科技養生法

作　　者：李政家
特約編輯：黃信瑜
封面設計：謝彥如
美術設計：蔡靜玫
內頁插畫：蔡靜玫

社　　長：洪美華
編　　輯：莊佩璇、何　喬
出　　版：幸福綠光股份有限公司
地　　址：台北市杭州南路一段 63 號 9 樓之 1
電　　話：(02)23925338
傳　　真：(02)23925380
網　　址：www.thirdnature.com.tw
E-mail：reader@thirdnature.com.tw
印　　製：中原造像股份有限公司
初　　版：2023 年 6 月
初版 6 刷：2024 年 8 月
郵撥帳號：50130123 幸福綠光股份有限公司
定　　價：新台幣 400 元（平裝）
本書如有缺頁、破損、倒裝，請寄回更換。
ISBN　978-626-7254-19-6

總經銷：聯合發行股份有限公司
新北市新店區寶橋路 235 巷 6 弄 6 號 2 樓
電話：(02)29178022 傳真：(02)29156275